저녁 다이어트

저녁 다이어트

지은이 심경원
펴낸이 안용백
펴낸곳 (주)넥서스

초판 1쇄 발행 2007년 5월 25일
초판 10쇄 발행 2011년 7월 10일

2판 1쇄 인쇄 2013년 2월 20일
2판 1쇄 발행 2013년 2월 28일

출판신고 1992년 4월 3일 제311-2002-2호
121-840 서울시 마포구 서교동 394-2
Tel (02)330-5500 Fax (02)330-5555
ISBN 978-89-6790-107-3 13510

저자와 출판사의 허락 없이 내용의 일부를
인용하거나 발췌하는 것을 금합니다.
저자와의 협의에 따라서 인지는 붙이지 않습니다.

가격은 뒤표지에 있습니다.
잘못 만들어진 책은 구입처에서 바꾸어 드립니다.

www.nexusbook.com
넥서스BOOKS는 (주)넥서스의 실용 브랜드입니다.

*이 책은 『저녁 식사 다이어트』의 개정판입니다.

살 빠지는 골든 타임
저녁 다이어트

심경원 지음

넥서스BOOKS

CONTENTS
저녁 다이어트

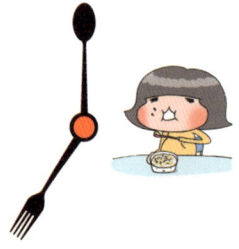

여는 글
가장 확실한 다이어트 비결, 저녁 습관을 바꿔라 006

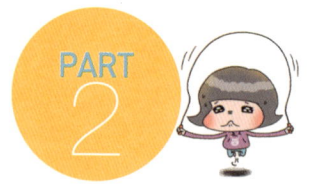

PART 2
다이어트의 핵심은 '저녁'이다

다이어트, 생체 리듬에 따라야 성공한다 62
저녁 시간에는 칼로리가 더디게 소모된다 67
저녁 식사만으로 다이어트에 성공할 수 있다 72
아침 운동보다 저녁 운동이 다이어트에 좋다 76
잠만 잘 자도 다이어트 효과 있다 80
잠들기 전 공복감 얼마든지 극복할 수 있다 85
저녁 다이어트, 완전히 잘못 알고 있다 89

PART 1
죽도록 다이어트 해도 살이 안 빠진다

운동만으로는 살을 뺄 수 없다 16
칼로리 조절만으로는 살을 뺄 수 없다 22
하루 한 끼만 먹는데도 살이 빠지지 않는다 26
20대 다이어트 법으로 30대 나잇살을 뺄 수 없다 30
한 달 내내 체형 관리실을 찾아도 살을 뺄 수 없다 34
유행 다이어트로는 살을 뺄 수 없다 38
요요 현상이 반복되면 결국엔 살을 뺄 수 없다 44
라이트와 무가당 식품만으로 살을 뺄 수 없다 50
약만 먹고 살을 뺄 수 없다 54

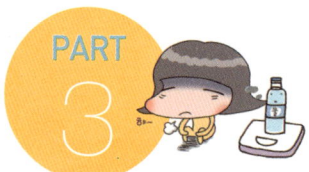

PART 3
균형 잡힌 식품으로 저녁 식단을 바꾸자

점심을 든든히 먹고 저녁을 대신할 것을 찾아라 102
짠 음식은 고칼로리 식품보다 위험하다 107
조리가 간편한 음식은 쇼핑 리스트에서 지워라 114
음식은 찌거나 굽고 데친다 118
위에 좋은 음식이 다이어트에도 좋다 125
무심코 먹는 군것질만 줄여도 다이어트, 절반은 성공이다 130

원래 먹는 양에서 20%를 미리 덜어 내라 136
채소라고 무조건 안심해서는 안 된다 139
흰쌀을 적게 넣은 잡곡밥을 지어라 142
후식을 먹지 마라 146
칼로리가 낮은 라면이나 빵이 더 살찐다 150
술안주를 바꿔라 154
간식으로 무엇을 어떻게 먹느냐가 중요하다 160
다이어트 중에는 카페인과 이별하라 167

잠자기 전 스트레칭은 숙면을 돕는다 212
스트레스만 풀면 저녁 식욕은 다스릴 수 있다 218
혈액 순환을 도와 기초 대사량을 높여라 221

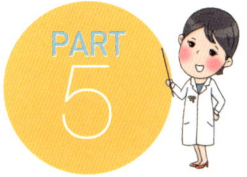

PART 5
저녁 다이어트 맞춤 상담실

격일 야근, 매일 밤 야식형 228
밀가루 마니아형 232
정크 푸드 마니아형 236
배고프면 잠이 안 오는 잠자기 전 폭식형 240
맛집 순례형 242
밤마다 술자리형 246
나는야 올빼미족 249
끼니 대신 군것질형 252
스트레스성 폭식형 255
밥보다는 고기! 육식형 258
생리 전 폭식형 261

부록
다이어트 레시피

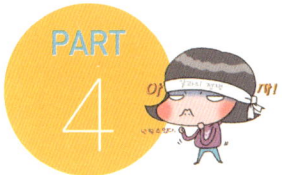

PART 4
저녁 라이프 스타일을 바꾸자

두 달만 고생하면 당신도 바꿀 수 있다 174
같은 시간, 같은 장소에서 규칙적으로 먹어라 177
달콤한 유혹, 길거리 음식을 조심하라 180
술자리가 있다면 늦게 합류하고 일찍 빠져라 183
식사에도 통금 시간을 정해라 186
많이 움직일수록 살은 빠진다 189
그날그날, 다이어트 일기를 써라 192
일찍 자게 되면 그만큼 덜 먹게 된다 195
혼자 있을 때 먹지 마라 198
저녁 식탁의 그릇과 숟가락을 바꿔라 201
버스나 지하철 안에서 칼로리를 소모하라 204
간식의 유혹을 물리치는 방법 208

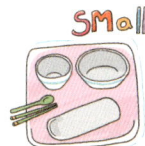

여는 글

가장 확실한 다이어트 비결, 저녁 습관을 바꿔라

"한 달 안에 10kg 정도 빼고 싶어요."

"운동은 딱! 싫어요."

"맛있는 음식을 앞에 두고 참는 건 정말 못하겠어요."

"살 빠지는 약을 먹으면 쉽게 살을 뺄 수 있나요?"

진료실을 찾은 비만 환자 대부분은 쉽고 빠르게 살 빼기를 원한다. 필자는 그들에게 처음부터 그런 방법은 없다고 냉정하게 얘기한다. 물론 혼자서 잘못된 방법으로 다이어트를 하는 것보다 훨씬 안전하고 확실하게 살을 뺄 수는 있다. 하지만 아무런 노력도 하지 않으면서 진료실을 찾았다는 이유만으로 저절로 살이 빠지기를 기대하지는 말라는 것이다.

진료실에서 만나는 환자들은 필자를 보면 한마디씩 한다.

"저도 선생님처럼 말랐으면 좋겠어요."

"선생님은 날씬하니까 뚱뚱한 사람들이 얼마나 괴로운지 모르실 거예요."

"정말 체질이신가 봐요. 어쩜 그렇게 말랐어요?"

사실 심각한 비만은 아니었지만 필자에게도 한때 60kg에 육박하는 과체중이었던 시절이 있었다. 환자들은 그저 체질적으로 살이 안 찌거나, 힘든 업무와 스트레스 때문에 살찔 틈이 없을 거라고 생각한다. 하지만 필자 역시 온갖 다이어트와 요요 현상을 경험했고, 누구보다 그 고통과 어려움을 알기 때문에 지금이 자리에 있는지도 모른다. 눈이 나쁜 사람은 안과를, 코가 안 좋은 사람은 이비인후과를, 치아가 고르지 않은 사람은 치과를 한다는 농담 같은 진실이 있다. 물론 다 그런 건 아니지만 자신이 취약한 부분에 대해 더 관심이 생기고, 공감이 가는 건 사실이다.

필자 역시 다이어트 실패를 반복했던 원인은 바로 잘못된 식습관과 생활 습관 때문이었다. 고등학교에 진학하면서부터 활동량이 크게 준 데다 체육 시간조차 제대로 뛰지 않았고, 쉬는 시간에는 친구들과 매점에서 빵과 라면을 즐겼다. 고3 여름 방학 내내 고칼로리의 식품들로 영양 보충을 하면서 공부한 결과 60kg 가까이 살이 쪘고 급기야 여름 방학이 끝나고 학교에 갔을 때는 친구들이 "너 닮은 애가 전학 온 줄 알았다."며 뚱뚱해진 모습에 놀라워 했다.

수많은 비만 환자를 대하다 보면 과거 필자의 모습을 보는 것만 같아 안타까울 때도 많다. '왜 간식의 유혹을 참지 못하나?' '왜 움직이는 것을 싫어하는가!' 하는 질문은 비만 환자들에게 아무런 의미가 없다. '간식의 유혹을 참지 못하니까!' '움직이는 건 귀찮은 일이니까!' 이것이 그들에게는 너무나 당연한 대답이다. 그들이 편하고 쉽고 빠르게 살 빼기를 원하는 진정한 이유는 오랜 기간에 걸쳐 천천히 살을 빼는 것이 귀찮기 때문일 것이다.

사람들은 살을 빼기 위해 무언가를 하고, 참아야 한다는 것을 무척 귀찮아한다.

하지만 이런 것들이 습관이 된다면 얘기는 달라진다. 아침에 일어나 간단하게라도 밥을 먹고 정해진 시간에 점심을 먹고 저녁 때 조금만 식사량을 조절한다면, 그래서 올바른 습관으로 자리 잡는다면 너무나도 간단하게 다이어트의 해답을 얻을 수 있다.

사실상 살이 찌면 만사가 귀찮아진다. 최대한 조금 움직이고 최대한 맛있게, 최대한 많이 먹고 싶은 게 비만 환자들의 공통된 바람이라고 할 수 있다. 필자 역시 살찌는 음식만 좋아하고 움직이기 싫어하고 한번 먹기 시작하면 바닥을 볼 때까지 먹는 등의 잘못된 습관들 때문에 살이 점점 더 쪘던 것 같다.

하루 세 끼를 챙겨 먹어야 살이 빠진다

평소 블랙커피를 마시는 사람들을 잘 이해하지 못했다. 그러나 대학에 들어와 다이어트를 시작하면서 커피를 마실 때 프림과 설탕을 빼고 먹기 시작했고, 우유 대신 탈지분유를 먹고, 강냉이로 끼니를 때우기 시작했다. 설탕이나 지방이 든 음식은 아예 손도 안 대다 보니 점점 먹을 음식이 없어졌다. 사실 안 먹는 습관이 들기 시작하니 꼭 먹어야 한다는 생각도 자연스레 없어졌다. 살이 빠지지 않을 수 없는 상황, 그야말로 거식증과 유사한 상태가 되었다.

그러던 중, 비정상적인 식습관을 가진 필자가 정신을 번쩍 차릴 만한 사건이

터지고 말았다. 의료 봉사 활동을 갔다 돌아온 날 방에서 한숨 푹 자고 기분 좋게 일어나려다 쓰러지고 만 것이다. 그때 더 이상 이렇게 살아선 안 되겠다는 생각을 했고 다이어트보다 먹는 것에 집중했다. 이것저것, 그 동안 먹지 못했던 것을 다 먹기 시작했고 점점 혈색이 돌아오고 주변의 반응도 훨씬 좋아졌다. 그러나 너무 방심한 탓일까? 37kg이던 체중이 또다시 60kg을 향하고 있었다.

평소 허리 라인을 강조하는 스타일의 옷을 즐겼는데, 어느새 펑퍼짐한 치마에 헐렁한 티셔츠를 찾는 아줌마 스타일이 되어 있었다. 그리고 옷장 가득 쌓인 옷을 입어 볼 엄두도 내지 못할 정도로 갑자기 체중이 불어났다. 평소 쇼핑을 즐기는 편이지만 살이 찌기 시작하면서 쇼핑도 스트레스가 되었다. 마음에 드는 옷을 골라 입어 보면 사이즈가 작아서 실망하고 자존심도 상했다.

짧은 기간 30kg대의 체중에서 60kg대의 체중을 오락가락하면서 이제 더 이상 다이어트에 집착하지 말아야겠다는 결론을 내렸다. 어차피 빠지지도 않는 살, 차라리 잘 먹자고 생각하고 아침, 점심을 챙겨 먹었더니 신기하게 살이 빠지기 시작했다. 아침, 점심을 열심히 챙겨 먹으니 저녁 때 식욕 조절이 잘되는 것이었다. 규칙적인 식습관을 갖고 저녁의 양을 줄이고 일상생활에서 활동량을 늘리는 습관만 교정했을 뿐인데 몰라보게 살이 빠졌다.

특별히 운동을 하지도 않았다. 끼니를 거르는 일이 없도록 신경 써서 하루 세 끼를 꼬박꼬박 챙겨 먹고 저녁 식사를 조절하면서, 야식도 줄였다. 일상생활에서 무심코 섭취하는 칼로리를 줄이고 간식의 종류와 횟수도 조절했다. 이렇게 식습관을 바꾸다 보니 자연스럽게 새로 바뀐 좋은 식습관이 하나의 습관이 되었다. 다이어트의 본래 의미는 건강을 유지하거나 질병 치료에 도움이 되는 식사 요법으로, 보통 다양한 음식을 적당히 균형 있게 먹는 것을 의미한다. 그런데 최근 체중 관리의 목표가 외형적인 면에 치우치게 됨으로써 무조건 적게 먹는 것으로 오용되고 있다. 이렇게 다이어트에 잘못 집착하는 것은 건강을 해칠 뿐만 아니라 오히려 다이어트를 망치는 지름길이다. 먹을 때 잘 먹는 것, 그것이 적게 먹는 것만큼 아니 그 이상 다이어트를 성공으로 이끈다는 것을 이론이 아닌 경험으로 알게 되었다.

저녁 시간 관리가 가장 확실한 다이어트 비결이다

비만 환자들에게 식사를 어떻게 하느냐고 하면 잘 먹는다는 대답보다는 "대충 먹어요." 하는 경우가 많다. 정말 잘 먹는 사람은 양을 많이 먹기보다는 영양을 골고루 섭취하여 조금만 먹어도 포만감이 들어서 오히려 불필요한 칼로리 섭취를 줄일 수 있다. 대개 미식가들이 날씬한 이유이기도 하다. 비만 환자들이 나와 같은 과정을 겪으면서 스스로 깨닫고 습관을 바꾸기란 힘든 것이 사실이다.

각종 성인병을 유발하는 비만은 엄연히 질병으로 분류되어 치료해야 한다. 하지만 비만을 치료해야 한다는 생각보다 쉽고, 빠르게 체중이 줄기만을 기대한다는 것이 비만 환자 대부분의 잘못된 생각이자 바람이다. 쉽고, 빠르게 살 빼는 방법을 찾아 다이어트의 실패를 반복하고 그런 과정이 반복되다 보면 지치게 마련이다. 그리고 곧바로 고통스러운 다이어트를 포기하고 마음껏 먹는 것을 택한다. 그럼에도 다이어트 열풍이 식지 않는 이유는 거꾸로 생각해 보면 그만큼 비만 인구가 꾸준히 증가한다는 얘기다. 사람들은 건강과 다이어트를 위해 운동을 하기도 하고, 보다 쉽게 살을 빼기 위해 각종 다이어트 식품을 섭취하거나 단식, 절식을 하기도 한다. 하지만 날씬한 몸매만을 생각해 무리하게 단식을 하거나 다이어트 식품을 과신하면서 단기간에 쉽게 살을 빼고자 하는 것은 절대 금물이다. 잘못된 다이어트 방법으로 해마다 비만 인구가 증가하는 악순환을 되풀이할 수 있기 때문이다.

  비만을 전공하기 전부터 필자는 다이어트와 관련된 많은 경험을 했다. 유행하는 다이어트도 웬만한 건 다 해 봤고 무조건 굶기도 했다. 거식증과 폭식증을 오가며 다이어트를 경험했던 필자가 내린 다이어트의 결론이자 핵심은 '저녁 시간 관리'였다. 아침, 점심을 챙기는 이유도 결과적으로는 저녁 식사의 양을 조절하기 위한 것이었고, 잠자리에 일찍 드는 이유도 깨어 있으면서 하게 되는 군것질을 막기 위함이었다. 밤 늦게까지 이어지는 술자리에서 다이어트에 방해가 되지 않는 방법들, 숙면을 취하는 여러 가지 방법은 저녁 습관을 바로잡는 데 도움이 됐다. 왜 꼭 저녁 시간 관리가 중요하냐고 묻는다면 대답은 간단하다.

저녁 시간 관리를 제대로 하지 못하고 잘못된 저녁 습관을 이어간다면 다음 날 아침, 점심까지 지장을 주게 된다. 그렇게 되면 결과적으로 하루 전체가 잘못된 습관으로 흘러가는 악순환이 될 수 있다. 에너지 소모가 활발하지 않은 저녁 시간의 관리는 다이어트 할 때 아무리 강조해도 지나치지 않는, 그야말로 다이어트의 핵심이라고 할 수 있다. 사실상 체중 감량은 이론대로 하기 가장 어려우면서도 이론과 실제가 다르기도 하여 어려운 일이 아닐 수 없다. 우리 몸은 기아 상태에 예민하게 반응하여 조금만 덜 먹어도 식욕 중추가 자극되고 빠진 체중을 유지하기 어렵다. 반면 체중이 늘어날 때는 먹는 대로 정확하게 지방이 축적되어 다이어트를 하면 할수록 체중 감량은 어려워진다. 그렇다면 성공적이고 확실한 다이어트 방법은 무엇일까?

다이어트의 확실한 성공이라는 것은 요요 현상에 시달리지 않고 건강에 이상이 생기지 않으면서 체중보다는 체지방을 줄이는 것이라고 할 수 있다. 다이어트의 최종 목적을 '건강해지는 것'으로 삼아도 무리가 없다는 얘기다.

성공적인 다이어트를 위해 우선시 되어야 할 것은 살 찌는 습관을 찾아내는 것이다. 비만 환자에게는 분명, 비만해지는 습관이 있게 마련이다. 자신이 조금이라도 뚱뚱하다고 생각된다면 자신의 생활 습관, 식습관부터 체크해 봐야 할 것이다. 비만 환자들은 아침, 점심을 거르고 저녁에 폭식을 하는 불규칙한 식습관을 가졌거나 음주를 즐기며 활동량은 적고, 고칼로리, 고지방 식품을 선호하는 등 잘못된 생활 습관을 갖고 있다. 날씬해지기 위해서는 이러한 잘못된 습관을 바로잡는 것이 가장 중요하다. 무리하게 운동을 하고 다이어트 식품의 섭취로 날씬해졌다 하더라도 잘못된 습관을 바로잡지 않고 반복하게 된다면 결과적으로 다이어트에 성공했다고 말할 수 없다.

어설프게 매번 새로운 방법으로 무리한 다이어트를 시도하기보다는 평생 실천할 수 있는 방법으로 지속하는 것만이 성공에 이르는 길이다. 그러기 위해서는 잘못된 습관을 바로잡아 평생을 이어갈 수 있는 좋은 습관으로 바꾸는 것이 필요하다. 물론 몇 년 동안 반복해 온 잘못된 습관을 고치는 것은 결코 쉬운 일이 아닐 것이다. 하지만 몇 달만 노력해서 규칙적인 저녁 습관을 만들어 놓는다면, 시간이 지날수록 더욱 날씬해지는 자신의 모습을 확인하게 되는 가장 확실한 방법이 될 것이다.

심경원

유행 다이어트만로는 살을 뺄 수 없다. 개개인의 신체 조건, 라이프 스타일 등을 고려해서 식사 습관을 바꿔야 한다.

살을 빼는 방법에는 그야말로 무수히 많은 방법이 있다. 하지만 우리가 흔히 효과가 있다고 생각하는 다이어트 방법에는 문제가 있는 것들이 상당수 있다. 무조건 편하고, 빠르게 살을 빼려 한다면 평생 비만한 몸을 안고 살아야 할지 모른다.

PART

1

죽도록
다이어트 해도
살이 **안 빠진다**

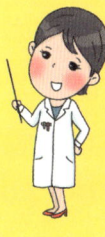

운동만으로는 살을 뺄 수 없다

★ 이론대로라면 빠져야 정상 아닌가?

대부분의 사람은 가장 안전하고 믿을 만한 다이어트 방법으로 운동을 꼽는다.

"나 오늘부터 다이어트 하려고 수영 다녀."

"아파트 피트니스 센터에 가입했어. 내일부터 살 빼려고."

수영이나 피트니스 센터, 요가 학원에 등록했다는 사실만으로도 이미 1~2kg은 빠진 것 같고 자기 자신이 대견스럽기까지 하다. 매일 아침 일찍 일어나 피트니스 센터에서 땀 흘려 운동하고 샤워를 마친 후 상쾌한 기분으로 직장이나 학교로 향하는 그럴듯한 그림을 그리기도 한다. 또, 한 달 후면 4~5kg 정도 감량해서 날씬한 몸매로 꼭 입고 싶었던 미니스커트도 입고, 주머니가 불룩해져 입지 못했던 바지도 세련되게 소화하는 상상도 한다. 하지만 한 달 후, 그들은 운동으로 과연 얼마나 살을 뺄 수 있을까?

체지방 1kg을 감량하기 위해서는 약 7,000*kcal*를 소비해야 한다. 하루에 수영을 30분씩 한다고 했을 때 강도에 따라 차이가 있지만 약 360*kcal*를 소비할 수 있다.

피트니스 센터에서 하루 한 시간 트레드밀에서 뛰고 사이클을 탔을 때 소비하는 칼로리는 약 500~600*kcal*. 이와 같은 강도로 한 달간 단 하루도 빼놓지 않고 계속했을 때 수영은 총 10,000~12,000kcal, 피트니스는 총 15,000~18,000kcal를 소비하게 된다. 그렇다. 이론대로라면 한 달 동안 하루도 빠지지 않고 열심히 운동한다면 2~2.5kg을 감량할 수 있다는 얘기다. 조금 더 노력해서 한 시간 내내 수영을 하거나 두 시간 동안 트레드밀과 사이클을 오가며 땀을 흘린다면 4~5kg까지 감량할 수 있을지도 모른다. 하지만 이런 방법은 그야말로 일반인이 실패하기 딱 좋은, 사실상 불가능한 다이어트이다.

이 정도의 운동 강도는 일반인이 소화하기 힘든 중노동 수준의 운동 강도라 할 수 있다. 만약 일과 학업을 모두 포기하고 운동에만 매달린다면 모를까 대부분의 사람들은 1주일도 안 돼 포기하게 된다. 그만큼 운동만으로 살을 뺀다는 것은 지속성과 성공률이 떨어진다고 볼 수 있다.

다이어트를 할 때 일시적인 방법은 효과를 볼 수 없다. 얼마나 짧은 시간에 효과를 볼 수 있느냐보다 얼마나 오래 그 방법을 지속할 수 있느냐가 중요하다.

운동, 빠지기 쉬운 함정이 있다

앞서 말했듯이 한 달 동안 하루도 빠지지 않고 매일 운동을 했다면 2~2.5kg은 기본적으로 빠져야 한다. 하지만 막상 한 달 후 체중을 재 보면 운동하기 이전의 체중과 별 차이가 없음을 확인하게 되는 경우가 대부분이다. 그렇다면, 변화 없는 체중계의 눈금은 도대체 뭐가 잘못된 것일까? 왜 가장 안전하고 믿을 만하다는 운동으로도 원하는 만큼 살을 뺄 수 없는 걸까?

이유는 간단하다. 소비한 만큼의 칼로리를 다시 보충하기 때문이다. 양심에 손을 얹고 운동하고 집에 돌아와 잠자리에 들기 전까지, 오늘 섭취한 칼로리가를 생각해 보라. 운동으로 2~2.5kg을 감량한다는 얘기는 온전히 운동으로 소비되는 칼로리만을 계산한 것이다. 보충하는 칼로리를 제외한 셈이다.

열심히 땀 흘린 뒤 마시는 시원한 음료수 한 캔, 밥 대신 간단하게 먹은 피자 한 조각, 집에 돌아오는 길에 포장마차에서 사 먹은 떡볶이 한 접시, 5분 만에 먹어치운 아이스크림 한 개, 커피 전문점에서 마신 생크림 얹은 카페모카 한 잔으로 오늘의 운동은 모두 없던 일이 되는 것이다. 이렇게 무심코 먹는 음식들은 한 시간 동안 운동으로 소비한 모든 칼로리를 원점으로 되돌리고 심지어 그 이상을 보충하기도 한다.

게다가 이미 자신이 운동한 시간에 기본적으로 소비되는 칼로리를 알고 있기 때문에 음식을 섭취할 때 '이 정도쯤은 괜찮을 거야.' 하는 안일한 생각까지 하게 만든다. 이렇게 하나 둘 음식을 섭취하다 보면 살을 빼기 위한 운동이 아닌, 음식을 섭취하기 위한 운동이 되는 경우가 많다. 운동 후 소비한 칼로리를 고스란히 보충한다면 다이어트를 위해 시작한 운동이 오히려 체중을 늘게 하는 믿지 못할 경험을 할 수도 있다. 말 그대로 운동만 믿고 있다가 믿는 도끼에 발등 찍히는 격이 되는 것이다.

실제로 진료실을 찾는 환자들 중에는 운동에 실패해 상담하는 경우가 있다. 아무리 운동을 열심히 해도 체중이 빠지지 않자 결국엔 금식과 운동을 병행하다가 요요 현상은 물론이고 건강상의 문제까지 발생해 전문의를 찾는 경우도 종종 볼 수 있다. 이는 체중을 단기간에 빼기 위해 운동을 무리하게 했기 때문이다. 운동은 약과 같아서 잘하면 무엇보다 좋은 보약이지만 잘못하면 부작용과 합병증을 일으킬 수 있다.

운동은 감량한 체중을 유지시켜 준다

물론 다이어트에서 운동은 필수다. 필자는 진료실을 찾는 환자들에게 운동은 살을 빨리 빼기보다는 건강하게 살을 빼고, 감량된 체중을 유지하기 위해 필요하다고 설명한다. 그렇다고 운동이 살을 빼는 데 효과가 없다는 뜻이 아니다. 적당한 운동은 식욕 조절에 도움이 되고, 에너지를 소모시킬 뿐 아니라 근육량을 증가시켜 살이 잘 찌지 않는 체질로 바꿔 준다.

무슨 일이 됐든 사람들은 노동의 대가를 기대하게 마련이다. 이는 운동을 할 때도 마찬가지다. 사람들은 자신이 땀 흘려 운동한 만큼, 다이어트한 만큼 살이 빠지기를 기대한다. 1주일, 한 달 후에는 반드시 눈에 띄는 결과를 확인해야 만족한다. 그러나 운동의 다이어트 효과는 대개 3개월이 지나야 스스로 느낄 수 있다.

다이어트에서 운동은 때가 있는 것이다. 운동은 체중 감량 후 보조적인 역할에서, 체중을 유지하기 위한 목적으로 실행하는 것이 가장 좋다. 처음부터 운동으로 살을 빼겠다고 마음먹고 시작해서 얼마 못 가 포기하는 사례들이 많은 것도 단순히 운동을 체중 감량을 위한 맹목적인 수단으로만 인식하기 때문이다. 실패를 반복하는 다이어트는 시작하지 않은 것만 못하다.

다이어트를 시작하려면 방법과 마음가짐부터 바꿔야 한다. 한 달 후, 돌아오는 것은 체중 감량의 한계와 불평뿐이다. 결국 처음부터 살을 뺄 목적으로 운동 계획을 세운다는 것은 실패를 부르는 다이어트 방법이라는 것을 명심해야 한다. 운동만으로 살을 뺄 수 없다면 가장 효과적인 체중 감량 비법은 무엇일까?

운동으로는 200kcal 정도를 소모하고 식이요법으로 300kcal를 소모하는 방법이 다이어트에서는 비교적 현실적이고 효과적인 방법이라 할 수 있다.

'적게 먹는 것과 많이 움직이는 것 중 어느 것이 더 중요한가?' 하고 묻는다면 대답은 '둘 다 중요하다'이다. 그러나 굳이 비교한다면 빼는 데는 적게 먹는 것, 유지하는 데는 많이 움직이는 것이 중요하다.

1시간을 땀 흘려 운동해서 300kcal를 소비했다 하더라도 라면 하나 먹으면 오히려 운동해서 소비한 칼로리를 초과하게 된다. 다이어트에 성공하기 위해 적게 먹는 기준은 자신이다. 다른 사람과 비교하는 것은 의미가 없다. 현재보다는 에너지 상태가 마이너스가 되어야 살을 뺄 수 있는 것. 적게 먹는 습관을 완전한 자신의 식사 패턴으로 만들고 운동은 줄어든 체중을 계속 유지하기 위한 차원에서 병행해야 한다는 것이다. 결국 다이어트의 시작은 적게 먹는 것이지만 끝은 운동으로 마무리해야 요요 현상을 최소화할 수 있다.

칼로리 조절만으로는 살을 뺄 수 없다

다이어트에서 칼로리는 빙산의 일각이다

진료실을 찾는 대부분의 환자는 칼로리만큼은 줄줄 꿰고 있다. 어떤 브랜드의 햄버거보다 다른 어떤 브랜드의 햄버거가 몇 칼로리 적다는 것에서부터, 패밀리 레스토랑의 메뉴별 칼로리까지 외우고 있는 그야말로 칼로리 박사들이다. 하지만 그들의 공통점은 비만으로 고민하다 다이어트에 도전했으나 거듭 실패하고 결국 진료실을 찾는다는 것이다. 그렇다면 고칼로리 저칼로리에 대해 그토록 해박한 지식을 가진 그들이 왜 비만으로 고민하고 있을까? 물론 칼로리를 알아도 정작 실생활에서는 칼로리 조절이 힘들다는 이유도 있지만 더 큰 문제는 다른 데 있다.

다이어트를 할 때 칼로리에만 신경 쓰면 심각한 잘못을 범할 수 있다. 우리 몸은 3대 영양소뿐 아니라 필수 지방산과 비타민, 미네랄까지 모두 골고루 필요하다. 저칼로리의 음식만을 골라 섭취하면 모두 다 날씬해질 수 있다고 생각하지만 사실 이런 생각 자체가 비만을 불러오는 원인이 될 수도 있다. 칼로리 조절보다 우선시해야 하는 다이어트 방법은 무엇보다 균형 잡힌 영양소 섭취다.

다이어트 중에는 근육이 소실될 수 있으므로 단백질을 충분히 보충해야 한다.

여성은 하루에 60g 이상, 남성은 75g 이상이 기준이다. 살코기와 콩류, 달걀, 우유가 대표적인 단백질 식품이다. 특히 고기는 포만감을 줄 뿐만 아니라 철분도 함유되어 있어서 여성들에게 좋은 식품이다. 또 젊을 때 칼슘을 충분히 섭취해야 골다공증을 예방할 수 있다. 섬유소 섭취를 늘리면 식사량을 줄이는 데 따른 변비도 해소할 수 있지만 더 중요한 것은 당 흡수가 천천히 진행돼 다이어트에 도움을 준다는 것이다.

원활한 생리 활성을 위해 해바라기씨, 옥수수, 콩, 호박씨, 호두 등에 함유된 필수 지방산인 리놀레산과 알파리놀레산, 등 푸른 생선에 들어 있는 EPA와 DHA의 섭취도 필요하다. 다이어트를 할 때는 이렇듯 여러 가지 음식을 골고루 섭취하면서 적당량의 칼로리를 유지해야 한다. 칼로리가 권장량보다 많으면 살이 찌게 되지만 칼로리 못지않게 중요한 것은 지방의 양이다. 과잉 섭취된 지방은 피를 탁하게 하고 혈관을 막는다. 탄수화물과 단백질도 남으면 지방으로 저장되므로 너무 많은 양을 섭취하지 않도록 한다.

칼로리보다 중요한 것은 따로 있다

살을 빼겠다고 생각한 사람들은 우선 먹는 음식의 양을 줄이고 섭취할 음식을 선별함으로써 칼로리를 조절해야 한다. 평소에 먹는 식단에 비해 현저히 낮은 칼로리 식단으로 단기간에 살을 빼겠다는 다짐은 다이어트를 실패로 이끄는 지름길이라 할 수 있다. 이러한 방법은 자꾸만 낮아지는 기초 대사량으로 아무리 적게 먹어도 지속적으로 자주 먹어야 하는 악순환을 가져오기 쉽다. 물론 칼로리 조절로 시작한 다이어트는 초기에 빠른 체중 감량을 보일 수 있다. 하지만 결과적으로 기초 대사량이 낮아져 다시 정상적인 식사를 할 때는 전보다 더 살이 찌기 쉽고, 다른 사람과 같은 양의 운동을 해도 체지방률이 높아져 체중 감소가 더 어렵다.

다이어트에 성공하려면 굶는 기간이 없어야 하며, 열량 섭취도 보통 남성은 일일 1,800$kcal$, 여성은 1,200$kcal$ 정도는 유지해 줘야 한다. 일상적으로 먹는 칼로리에서 너무 많은 양을 낮추면 그 지속성이 떨어지기 때문이다.

물론 다이어트에서 칼로리가 중요하지 않다는 것은 아니다. 하지만 꼭 알아야 할 것은 칼로리보다 중요한 것이 있다는 것이다. 한 끼에 몰아 먹는 식습관은 칼로리 조절이 불가능할 정도의 폭식으로 이어질 수 있다. 그렇다고 칼로리를 생각해 음식에 제한을 두면 영양상 균형이 맞지 않아 건강에 문제를 일으킬 수 있다.

또한 같은 칼로리를 먹더라도 혈당 지수를 생각해야 한다. 혈당 지수는 당질 흡수 속도를 알려 주는 지표로 혈당 지수가 높은 음식은 체내에 빨리 흡수돼 혈당을 빠르게 높이고, 혈당 지수가 낮은 음식은 천천히 흡수돼서 혈당이 천천히 올라간다. 혈당이 빠르게 오를수록 지방을 축적시키는 인슐린이 많이 분비되어 쉽게 살이 찔 수 있다. 따라서 혈당 지수가 높은 음식을 먹으면 배가 금방 고프게 되고 과식과 폭식을 하게 된다. 반대로 혈당 지수가 낮은 음식을 먹으면 포만감이 오래 지속되어 식사와 간식량을 줄일 수 있다.

즉, 다이어트는 비단 칼로리의 문제만이 아니라는 것이다. 규칙적이고 올바른 식습관을 이어가면서, 그에 맞는 건강한 식단을 지키는 것이 다이어트에 성공하는 지름길이다. 무조건 칼로리만 잡는다고 하루아침에 날씬한 몸매가 될 수 있는 것은 아니다.

하루 한 끼만 먹는데도 살이 빠지지 않는다

뚱뚱할수록 끼니의 횟수가 적다

진료실을 찾는 비만 환자들의 공통점 중 하나는 끼니의 횟수가 적다는 것이다. 아침 식사를 거르고 점심은 대충 때우는 바쁜 직장인, 잠이 부족해 아침을 먹지 못하고 점심만 급식으로 해결하는 학생, 집안일로 아침 겸 점심을 먹는 주부 등 삼시 세 끼를 꼬박꼬박 챙겨 먹는 비만 환자는 매우 드물 정도다.

이들은 모두 바쁘다거나 다이어트를 한다는 이유로 세 끼 식사를 챙겨 먹지 않는다. 그리고 그들의 공통점은 하루 식사를 몰아서 한다는 것이다. 다이어트를 하는 사람들은 대부분 세 끼를 꼬박꼬박 챙겨 먹는 것보다 한 끼라도 덜 먹어서 칼로리 섭취를 줄여 보자는 다짐에서 식사 횟수를 줄인다. 하지만 그것이 얼마나 큰 실수를 하는 것인지 모르는 사람이 너무 많다.

환자들에게 하루 세 끼를 권유할 때마다 다이어트를 하면 최소한 저녁을 먹지 말아야 하는 게 아니냐는 질문을 받는다. 물론 저녁을 일찍 먹거나 아예 먹지 않으면 다이어트 효과는 빠르게 나타날 수 있다. 하지만 끼니를 줄인다는 것은 지속성이 떨어진다는 문제점을 안고 있고, 이는 결국 다이어트의 실패로 돌아간다.

미국의 한 연구 결과에 따르면 날씬하고 정상 체중을 유지하는 사람일수록 세 끼를 챙겨 먹거나 소량의 식사를 여러 차례 나누어 하는 사람이 많고, 비만인 사람일수록 하루 끼니의 횟수가 1~2회로 적다고 한다.

일본의 스모 선수들 역시 그들만의 거대한 체구를 만드는 비법이 있다고 한다. 하루 대여섯 끼니는 거뜬히 먹을 것 같은 스모 선수의 끼니 횟수는 고작 한두 끼니다. 많은 사람들은 스모 선수의 끼니 횟수 얘기에 아이러니하다는 반응을 보인다. 그들은 아침에 일어나자마자 식사를 거르고 고강도의 운동을 하고 점심에 폭식한다. 그리고 에너지를 소모할 시간도 없이 바로 낮잠을 자고 다시 일어나 저녁을 먹고 잠자리에 든다. 다음날 또다시 이러한 일상이 반복된다. 이 같은 일상을 수년간 반복하면서 거구의 몸을 만들어 나가는 것이다.

앞에서 말한 것처럼 스모 선수들이 일어나자마자 하는 일은 강도 높은 운동이다. 아침을 거르고 고강도의 운동을 다섯 시간 이상 하면 몸은 극도로 지치고 허기진다. 따라서 평소 먹던 끼니보다 훨씬 더 많은 양을 먹게 되고 이는 과식으로 이어진다.

한 끼 식사, 무엇이 잘못됐나

앞에서 말한 것처럼 아침이나 저녁을 굶으면서 하루 한 끼만 챙겨 먹는 것이 다이어트에 도움이 될 것이라고 생각하는 것은 큰 착각이다. 그렇다면 왜 한 끼만 먹는 것이 체중 감량에는 효과가 없는 걸까? 인간의 몸은 하루 세 끼를 먹을 때 최적의 몸 상태를 유지할 수 있도록 되어 있다. 만약 하루에 한 끼만 먹는다면 인간의 몸은 혼란에 빠지게 된다.

이러한 상태가 장기간 지속되면 인체는 어떻게 해서든 몸에 에너지를 비축하고 최소한의 에너지만을 소모하는 시스템으로 바뀌게 된다. 그리고 음식이 들어오는 족족 다음의 기아 상태에 대비해서 쌓아두기 시작한다. 꼭 폭식이 아닌, 소량의 칼로리만 섭취했을 때도 에너지를 소모하지 않고 쌓아 두는 현상이 나타나게 된다. 결국 다이어트를 위해 하루 한 끼를 먹거나, 아주 조금 먹는 동안에도 우리의 몸은 살찌기 쉬운 체질로 변해 가는 것이다. 따라서 다이어트를 한다고 굶는 것은 절대 금물이다.

적게 먹는다고 하더라도, 그 에너지만으로 활동할 수 있는 신체로 바뀌게 된다. 따라서 기초 대사량은 점점 떨어지고 결국 하루에 한 끼만 먹어도 그 열량만으로 에너지를 소모하고 비축하는 식의 악순환이 계속된다. 또 식사를 거르고 한 끼만 먹게 되었을 때 허기를 참지 못해 폭식할 가능성이 높아진다. 이렇게 되면 가뜩이나 기초 대사율이 떨어진 인체에 필요 이상의 열량을 공급하는 결과를 낳게 되고 먹는 즉시 다 살로 갈 수밖에 없다. 게다가 아침을 거르고 점심을 거르게 되면 허기 때문에 다음 식사를 일찍 당기게 된다.

이렇게 되면 결국 잠들기 전에 허기를 참지 못해 야식을 하게 되고 소화되지 않은 음식물로 인해 아침에는 입맛이 떨어져 또 식사를 거르는 악순환을 끊기 어렵다.

평생 한 끼만으로 하루 식사를 해결할 수 없을 거라면 애초부터 끼니를 줄이는 방법은 시도하지 않는 것이 좋다. 한 끼 다이어트는 칼로리를 줄여 체중을 감량하는 것이 아니라 폭식을 자초해 스모 선수의 거대한 몸을 만드는 지름길이라는 사실을 잊지 말아야 한다.

20대 다이어트 법으로 30대 나잇살을 뺄 수 없다

20대에는 한 끼만 굶어도 빠졌다

30대의 비만 환자들은 한결같이 20대에는 한 끼만 굶어도 살이 빠졌었다고 말한다. 하지만 나이가 들면서 아무리 끼니를 줄이고 운동을 해도 좀처럼 20대의 체중과 몸매로 돌아가기 힘들다고 하소연한다. 왜 20대 다이어트보다 30대 다이어트가 힘든 걸까?

이유는 간단하다. 20대와 30대는 비만의 원인부터 차이가 있고 연령에 따른 신체 조건이 다르기 때문이다. 따라서 20대와 30대의 다이어트 방법은 달라야 한다. 20대에 했던 방법으로 아무리 다이어트를 해도 30대는 살을 빼기 힘든 게 현실이다. 다이어트를 위해 그저 몇 끼 굶는 것으로 2~3kg을 조절할 수 있었던 20대와는 완전히 다른 신체 조건을 가졌다는 것을 명심해야 한다. 그때를 생각해 30대가 된 지금도 같은 방법을 쓴다면 돌아오는 결과는 더욱 불어나는 체중과 여기저기 늘어나는 군살들뿐이다.

똑같이 먹고 움직여도 나이가 들면 '나잇살'이라고 하는 군살이 생긴다. 하루 소모하는 에너지 대부분은 심장이 뛰고 숨을 쉬며 체온을 유지하는 생명 현상에 사용된다. 이른바 기초 대사다. 기초 대사량은 나이가 들수록 감소하는 경향이 있으므로 기초 대사에 쓰고 남은 열량이 많아져 체중이 증가한다.

30대가 되면 노화가 진행되면서 몸의 근육이 줄고 체지방이 늘기 시작한다. 여자는 20대에 20% 안팎에 지나지 않던 체지방이 30대를 넘어서면서 30%까지 증가하고 이후로도 꾸준히 늘어난다. 반면 20대는 신진대사가 절정기에 있다. 먹는 것이 체내에 축적되지 않고 바로바로 에너지로 쓰이기 때문에 비록 요요 현상이 생기기는 하지만 몇 끼의 식사 조절만으로도 체중 감량에는 효과가 있는 것이 사실이다.

평균적으로 인체는 10년을 기준으로 대사량이 약 10% 정도의 차이를 보인다. 따라서 한 달 동안 같은 방법의 다이어트를 했을 때 20대와 30대의 차이는 대단할 수밖에 없다. 스무 살과 서른 살의 사람이 각각 같은 양의 칼로리를 섭취하고 똑같은 강도의 운동을 했을 때, 30대의 몸은 20대보다 10%의 칼로리를 소비하지 못하고 몸에 축적된다는 것이다. 당연히 몸에 축적된 칼로리는 비만으로 연결된다.

신진대사율의 80%는 근육량에 따라 결정되므로 근육량이 줄어들면 신진대사율도 줄어든다. 그래서 서른 살이 넘어 가면 근육량이 줄어 체중이 갑자기 불어나기 시작하는 것이다. 근육이 2kg 줄어들면 하루에 소비하는 열량이 50$kcal$ 정도는 줄어드는 것이다. 이런 상태가 1~2년 지속되다 보면 똑같은 식생활을 유지하더라도 체중은 더 늘어나게 된다.

30대, 체중보다 신체 치수에 민감해져라

30대가 되면 직장에서의 역할이 20대 때보다 훨씬 더 커진다. 일 때문에 직장에서 더 많은 시간을 보내야 하고 책임도 더 많이 따르며 직장에서의 요구도 많아진다. 할 일이 너무 많아서 그 모든 일을 다 해 낼 수 없을 것 같은 불안감과 초조감에 심하게 시달리는 사람들이 많다. 스트레스를 풀기 위해 단것이나 기름진 음식을 먹기도 하고 술에 의지하기도 한다. 여성은 30대에는 출산 후 비만이라는 위험까지도 안고 있다.

결론을 내리자면 20대의 체중 조절은 30대보다 쉬운 게 사실이다. 나이가 들어감에 따라 라이프 스타일과 신체 조건은 점점 살을 빼기 힘든 조건으로 바뀐다. 따라서 30대에는 대충 몇 끼 굶고 하는 식의 20대 때 살을 뺐던 방법만으로 절대 효과를 볼 수 없다.

30대부터는 우선 다이어트를 하기 전 몸 상태를 체크해서 변비, 부종, 빈혈, 무기력증 등의 증세가 있는지, 왜 이런 문제가 생기는지 파악하고 치료해야 한다. 건강에 문제가 있는 상태에서는 아무리 적게 먹고 많이 움직여도 살은 빠지지 않고 몸 상태가 오히려 더 나빠질 수 있기 때문이다.

20대의 체중을 그대로 유지하려고 한다면 그때에 비해 하루 100~200$kcal$의 열량을 덜 섭취하거나 더 많이 움직여야 한다. 그리 많은 양은 아니지만 체중을 유지하기 위해서 그만큼 운동을 더 많이 하거나 식사량을 조절하지 않는다면 체중은 더 불어날 수밖에 없다.

30대가 되면 주로 복부 비만이 많다. 팔과 다리는 가늘어지면서 배만 볼록 튀어 나오는 이른바 거미 체형으로 변해 간다. 30대에 접어들면 그때부터는 체중보다는 신체 치수에 더 민감해져야 한다. 체중 1~2kg보다 허리 사이즈 1인치, 2인치에 더 신경 써야 한다. 복부 비만은 건강과도 관련이 깊어서 미용적인 측면이 아니라도 항상 주의해야 한다.

30대가 되면 근육량이 줄어드는 것을 막기 위해 단백질을 꾸준히 섭취하면서 근력 운동을 병행해 근육량을 늘리도록 한다. 살 빼기 힘든 조건만 두루 갖추게 되는 30대, 무턱대고 굶어 단기간에 체중을 줄이는 20대의 다이어트 방법으로는 어떠한 효과도 기대할 수 없다는 것을 명심해야 한다.

한 달 내내 체형 관리실을 찾아도 살을 뺄 수 없다

★ 가만히 있어도 살이 빠진다?

다이어트에 대한 관심이 높아지면서 체형을 전문적으로 관리해 주는 체형 관리실들이 눈에 띄게 늘어나는 추세다. 이미 대중들에게 익숙한 전문 영역으로 자리 잡아 가면서 일부 업체에서는 연예인을 내세워 마케팅을 펼치는 등 시장 규모도 매우 커지고 있다.

한동안 TV에서 볼 수 없던 연예인들이 2~3개월 만에, 적게는 5kg에서 많게는 10kg 이상을 감량해 등장한다. 실제로 오랜만에 모습을 드러낸 연예인들의 모습은 그야말로 놀랍다. 그렇다면 과연 그토록 놀랍게 변신에 성공한 그들은 어떤 방법으로 다이어트에 성공한 것일까?

그들은 전문 체형 관리사와 상담을 통해 식습관과 라이프 스타일 전체를 체크한다. 체지방과 근육량 등 비만도를 측정한 후 본격적인 관리에 들어간다. 체형 관리실의 관리는 보통 바르는 제품, 마사지, 기계, 랩핑 관리 등으로 이뤄진다. 물론 그러한 관리들은 지방 분해가 되기 쉬운 상태로 몸을 만들 수 있지만 그 자체만으로 지방 세포를 없애거나 줄이지는 못한다. 가만히 누워 있거나 앉아서 수동적으로 하는 운동은 몸의 지방 세포에 특별한 영향을 주지 못한다. 직접 뛰고 움직여야 열량을 소모시킬 수 있는 것이다. 또한 주무르고 문지르며

하는 마사지는 혈액 순환에 도움을 줄 수도 있지만 지방 자체에는 아무런 영향을 주지 못한다.

체형 관리실에서 살을 빼기 좋은 몸 상태를 만들어 준다면 나머지는 본인의 노력으로 이뤄지는 것이다. 이러한 노력과 의지가 없다면 1년을 다녀도 단 1kg도 감량할 수 없을 것이다. 보들보들한 감촉의 가운으로 갈아입고 VIP 대접을 받으면서 한 시간 누웠다 일어난다고 살이 저절로 빠지지는 않는다. 오히려 몇 백만 원의 어마어마한 돈을 들여 1주일에 몇 번씩 센터를 오가는 수고로움이 심리적인 자극을 주고, 살을 빼는 데 동기 부여를 해 가시적인 성과로 나타난다고 보는 것이 정확하다.

체형 관리실에서 받는 관리는 살을 빼기 좋은 몸 상태로 만들어 주는 것이다.

체형 관리실도 결국엔 식사 조절이다

체형 관리실에서 만나는 사람 중 또 다른 전문가는 영양사다. 관리를 받는 동안 개개인의 라이프 스타일과 몸 상태에 맞는 현명한 식단을 제공하는 사람이다. 그들은 1주일, 한 달 식단을 짜 주고 이 식단대로만 지키면 원하는 체중과 체형을 약속한다고 말한다.

영양사들이 한결같이 주장하는 몇 가지 주의 사항이 있다. "당이나 지방이 많은 음식은 피해야 한다. 식사량도 줄이고 밤 늦게 야식도 끊어야 한다. 그동안 즐겨 먹던 즉석식품과는 안녕이다. 탄수화물 섭취를 줄여야 한다." 이것만 지키면 마치 다이어트가 저절로 될 것처럼 말한다. 그렇다면 그동안 해 왔던 다이어트와 어떤 차이가 있단 말인가!

체형 관리실의 핵심도 결국엔 식사 조절이라는 얘기다. 아무리 다이어트 효과를 볼 수 있는 최적의 몸 상태를 만들어 놓는다 하더라도 그것은 몸매를 다듬어 주는 '체형' 관리일 뿐이지 '체중' 관리는 아니다. 결국 체중 관리는 본인 스스로 식사를 조절하고 라이프 스타일을 바꾸는 수밖에 없다. 한 달 내내 체형 관리실에서 관리를 받는다 하더라도 집에 와서 평소 먹는 기름지고 칼로리 높은 음식을 먹고 싶은 만큼 모두 먹는다면 아무 소용이 없다. 가만히 누워서 기계와 마사지에만 의지해서는 절대로 원하는 몸매나 체중을 가질 수 없다.

　세상에 공짜로 얻어지는 것은 아무것도 없다. 먹은 만큼 열량을 소모해야만 체중을 유지할 수 있고 먹은 만큼의 열량보다 더 많이 소모해야 체중을 줄일 수 있는 것이다. 결국 모든 살 빼기는 자신의 의지와 노력이 있어야 성공할 수 있다. 공짜로 얻어지는 아름다운 체형에 대한 미련은 더 이상 갖지 말아야 한다.

체형 관리실의 핵심도 결국 **식사 조절**이다.

유행 다이어트로는 살을 뺄 수 없다

★ 쉬워 보이지만 실패를 부르는 유행 다이어트

날이 갈수록 여성들의 이상적인 몸매는 점점 말라가고 있다. 44사이즈 열풍이 부는가 하면 정상적인 체중의 여성도 자신이 뚱뚱하다고 생각해 온갖 유행 다이어트에 현혹되기도 한다. 유행 다이어트는 그 종류도 2~3만 가지에 이를 정도로 많다. 중요한 것은 어떤 경우에도 비방은 없다는 것이다. 다이어트의 종류가 많다는 사실은 역설적으로 어느 것 하나도 효과가 제대로 입증된 것이 없다는 것 아닌가. 오히려 검증되지 않은 다이어트에 매달리면 몸을 망칠 수도 있다.

우리나라 여성들이라면 누구나 한 번쯤은 시도해봤을 유행 다이어트. "누가 어떤 다이어트를 해서 1주일에 몇 kg을 뺐다더라.", "연예인 누구는 어떤 다이어트를 해서 날씬해졌다더라." "1주일 동안 이렇게만 먹으면 된다더라." "밥 대신 뭐만 먹으면 살 빠진다." 하면서 편리하고 단기간에 체중 감량을 할 수 있다는 소문만 믿고 개인의 신체 조건과 비만 원인은 고려하지 않은 채 무조건적으로 따라하게 된다. 하지만 누구나 유행 다이어트로 체중 감량에 성공하는 것은 아니다. 오히려 체중 감량에 실패하고 요요 현상으로 고민하게 되는 것은 물론이고 건강에 심각한 해를 끼쳐 두고두고 후회하게 되는 경우가 많다.

유행 다이어트가 실패하는 원인 중 하나는 초기의 체중 감소를 다이어트의 성공으로 맹신한다는 것이다. 다이어트를 하면 수분, 단백질, 지방의 순서로 빠지면서 체중이 감소한다. 따라서 초기 체중 감소는 대부분 수분 손실과 단백질의 분해에서 비롯되며, 지방은 그대로 남아 있는 경우가 많다. 이때 비록 체중계의 눈금은 줄더라도 다이어트에 성공했다고 할 수 없다.

체중 감량은 원래 한 달에 2~3kg 감량을 목표로 해야 신체적 부담이 적다. 하지만 유행 다이어트는 3일~2주일 정도의 짧은 기간 안에 극심한 칼로리 제한과 식품 제한으로 2kg에서 많게는 7kg 감량을 기대하게 한다. 이렇듯 과도한 체중 감량을 목표로 무리하게 다이어트를 시도하면 살을 빼는 데 실패하기 십상이다. 극심한 칼로리 제한으로 영양상 불균형을 초래하는 것은 물론이고, 체중 감량에 도달하지 못했다는 좌절감 속에서 포기하기에 이른다. 그렇게 되면 비만의 악순환에서 벗어날 수 없게 된다. 정작 빼야 할 지방은 빠지지 않고 유행 다이어트를 반복하면서 수분과 단백질만을 빼는 다이어트는 바람직하지 않다. 단지 체중계의 줄어든 눈금만으로 감량의 '질'은 생각하지 않고 '양'만을 따져 실패를 부르는 것이다.

건강한 다이어트는 적정 감량 체중을 정하고 개개인의 신체 조건, 라이프 스타일 등을 고려해 실패 없이 성공으로 이끄는 것이다. 실패와 도전을 반복하는 유행 다이어트는 그야말로 유행에 지나지 않는다는 것을 명심해야 한다.

유행 다이어트, 무엇이 문제인가

'이 방법은 좀 빠질까?' 하고 반신반의하면서 시도했다가 역시나 실패로 끝나는 유행 다이어트. 누구나 한 번씩은 들어 봤거나 해 봤을 법한 대표적인 방법들. 실패에 실패를 거듭하면서도 정작 왜 실패로 끝났는지 정확한 이유를 몰라 미련을 갖고 다시 도전하는 우를 범하기 일쑤다. 지금부터라도 유행 다이어트가 실패할 수밖에 없는 정확한 이유들에 주목해야 한다.

대표적인 유행 다이어트라고 할 수 있는 방법으로 단식이 있다. 생수 단식이라고도 한다. 음식을 전혀 먹지 않고 물에만 의존하는 방법이다. 단식을 시작하고 2~3일 정도가 지나면 식욕 억제 현상이 일어나 단식 상태에 적응이 된다. 이 방법은 1주일 안에 하루에 1kg 이상 감량될 정도로 체중 감량 속도가 빠르다. 때문에 요요 현상이 심하다는 것을 뻔히 알면서도 다시 유혹에 빠져들기 쉽다. 하지만 쉽고 빠른 방법일수록 더욱 심각한 부작용이 따르게 마련이다. 전해질 불균형과 실신, 심한 경우 급사할 수도 있다.

또한 단식 기간 중에 근육량이 감소하여 기초 대사량이 떨어지므로 다시 식사를 하게 될 경우 곧 원래 체중으로 돌아가고 얼마 지나지 않아 오히려 더 뚱뚱해진다.

다른 흔한 방법으로는 저당질, 고단백, 고지방 식사 요법이 있다. 흔히 덴마크식 다이어트, 황제 다이어트라고 해서 선풍적인 인기를 얻었던 방법이기도 하다. 원래 저열량 식이 요법에 따라오는 근육 손실을 막기 위해 만들어진 방법으로 고기나 생선의 단백질 섭취를 늘리고 빵이나 밥의 탄수화물을 자제하는 것이다. 이 방법 역시 초기에는 체중 감량이 빠르게 나타난다.

하지만 그 원인은 저당질 식사로 인한 케톤증 때문에 심한 이뇨 현상이 일어나 체중이 일시적으로 빠지는 것이다. 결국 이 방법은 지방이 빠지는 것이 아니라, 수분이 빠지는 것이다. 부작용으로는 육류 섭취량 증가에 따른 포화 지방산 섭취 증가로 고지혈증을 악화시키고, 심혈관 질환의 발병률이 높아질 수 있다. 또한 지나친 탈수로 전해질이 빠져나가면서 피로감이 생기며, 뇌의 영양소인 당질이 부족하기 때문에 기억력 감퇴나 머리가 멍해지는 등의 부작용이 나타날 수 있다.

황제 다이어트와 상반된 스즈키식 다이어트는 고당질, 저지방, 저단백 식사 요법으로, 사과 다이어트, 죽 다이어트 등이 해당된다. 이 방법은 열량이 낮은 반면 많은 양을 먹을 수 있고, 수분과 섬유질 함량이 많아 포만감 및 변비 예방에 도움된다. 또한 우리나라 여성들이 구하기 쉽고 자주 섭취하는 식품을 이용한다는 점이 어필하여 유행했던 방법이다.

그러나 동물성 식품 제한으로 필수 아미노산이나 미량 영양소의 섭취 부족을 유발하고, 오히려 과다한 당질 섭취가 인슐린 분비를 증가시켜 지방 축적을 유발시킬 수 있다.

수일간은 저열량 식사를 하다가 다른 날은 평소 식사를 하는 순환식 식사요법은 근육량의 손실이 많은 것이 문제다.

포도나 채소 효소 등 한 가지 식품과 성분만 먹는 다이어트를 원푸드 다이어트라 한다. 물론 이 방법 역시 효과는 나타난다. 그러나 이것은 자신이 선택한 한 가지 식품과 성분의 특별한 효능 때문이 아니라 한 가지 종류만 먹게 되므로 식욕이 줄어 열량 섭취 자체가 줄어든 것이다.

이는 지나친 초저열량 식사 요법으로 몸에 필요한 영양소의 섭취가 부족해질 뿐만 아니라, 보통은 배고픔을 견디지 못해 실패하기 쉽다. 그 밖의 가장 흔한 방법인 사우나 찜질방, 땀복을 입거나 랩을 몸에 감는 방법들도 체지방 감소와 무관하게 탈수로 인해 일시적으로 체중을 감소시킬 뿐이다. 이러한 방법은 결국 음식 조절이 어려워지고 폭식증, 거식증과 같은 심각한 섭식장애까지도 유발할 수 있다.

지금까지 수만 가지 다이어트가 등장했다 사라졌다. 유행 다이어트는 어느 것이든 일시적 효과는 있다. 그러나 모두 반짝 효과에 불과할 뿐 개개인의 라이프 스타일이나 건강 상태를 고려하지 않고 행해지는 방법이기 때문에 건강에 크고 작은 악영향을 끼치게 된다. 다이어트 초반에 나타나는 반짝 효과에 현혹되어 실패를 거듭하면서도 반복하게 되는 유행 다이어트. 이러한 방법들을 반복할수록 날씬하고 건강한 신체에서 한 걸음씩 멀어진다는 것을 절대 잊어서는 안된다.

부작용이 나타나는 유행 다이어트를 **좇기보다 건강을 지키며** 다이어트를 해야 한다.

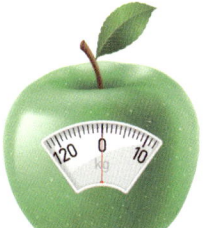

요요 현상이 반복되면 결국엔 살을 뺄 수 없다

★ 지방만 늘리는 요요 현상

장난감 요요가 멀리까지 갔다가 돌아오는 것에 비유해 살이 빠졌다가 다시 찌는 현상을 요요 현상이라 부른다. 다이어트를 시도해 본 사람이라면 누구나 다 요요 현상 때문에 한 번쯤은 고생한 기억이 있을 것이다. 한 달 동안 먹고 싶은 것을 참으며 3~4kg 정도를 애써 감량해도 다음 달, 그다음 달이 되면 어김없이 체중이 돌아와 있다. 그렇다면 우리는 왜 요요 현상에 시달려야만 하는 것일까?

우리 몸은 체중이 감소하는 것을 막기 위해 현재의 체중을 기억하고 이전의 체중으로 돌아가려고 하는 경향이 있다. 즉, 우리 몸은 요요 현상을 부를 수밖에 없는 패턴을 가진 것이다. 비상시를 대비하여 항상 지방질을 축적하려고 하고, 축적된 지방이 빠져나가면 이를 다시 보충하고 싶어한다.

단식이나 급격한 절식으로 다이어트를 하면 인체는 살아남기 위해 기초 대사량을 줄이게 된다. 이렇게 기초 대사량이 줄어든 상태에서 다이어트를 중단하거나 체중 감량에 성공해 식사량을 늘리면 감소한 기초 대사율은 처음으로 돌아가지 않고, 감소한 채로 남아 있기 때문에 조금만 먹어도 쉽게 체중이 다시 늘어나게 된다.

다이어트를 해서 살이 빠질 때는 지방과 근육이 함께 빠지지만 살이 다시

찔 때는 지방이 축적된다. 결과적으로 다이어트에 실패해서 요요 현상을 겪게 되면 근육량은 감소하고 지방의 양이 늘어나게 된다는 얘기다.

　지속적으로 다이어트를 시도하고 실패하는 동안 결국 요요 현상은 체중과 체지방을 처음보다 더 증가시키는 결과를 초래한다. 때문에 몸은 더욱 살을 빼기 힘든 조건으로 변해간다.

　다이어트에서 가장 중요한 것은 몇 kg을 빼느냐가 중요한 것이 아니라 빠진 체중을 얼마나 계속 유지할 수 있느냐다. 하지만 대부분의 사람들은 요요 현상을 이기지 못해 다시 원래의 체중으로 돌아가거나 그보다 더 불어나기도 한다. 그래서 비만 치료가 암 치료보다도 더 어렵다는 얘기가 나오기도 한다. 비만은 암 치료와는 달리 5년 뒤에도 안심을 할 수 없다. 비만 치료 후 5년이 지나도 얼마든지 요요 현상을 겪을 수 있기 때문이다.

　특히 하반신 비만은 호르몬의 영향도 있지만 잦은 다이어트의 반복과 실패, 잘못된 식습관의 영향이 크다. 단기간의 원푸드 다이어트나 절식, 단식 같은 극단적인 다이어트는 요요 현상이 생기기 쉽다.

　일반적으로 살은 상반신부터 빠지지만 찔 때는 하반신부터 찌는 경향이 있다. 때문에 요요 현상으로 체중이 다시 증가할 때는 하반신부터 찌면서 근육보다는 체지방이 차지하는 비율이 높아져 하체 비만의 위험이 크다. 따라서 요요 현상을 반복할수록 심각한 하체 비만을 가져올 수 있다. 요요 현상의 부작용으로는 심리적인 부작용도 지나칠 수 없다. 다이어트 실패와 요요 현상을 자주 겪으면 심리적으로도 좌절감과 우울증이 생긴다. 심각한 경우, 대인기피 증상도 나타날 수 있으므로 각별히 주의해야 한다.

날씬한 몸을 위해서 다이어트보다는 요요 현상을 막는 것이 더 중요하다고 볼 수 있다. 요요 현상이 자꾸 반복되면 다음 다이어트에는 이미 더 많이 늘어난 지방만을 감량하고 또다시 예전의 체중으로 돌아가는 식의 악순환이 계속되고 결과적으로는 체지방만 쌓이는 결과를 낳게 된다.

Tip
며칠째 계속 이어지는 모임에서 저녁 다이어트는 어떻게?

사회생활을 하다 보면 대부분 약속이나 모임은 저녁 시간에 갖게 마련이다. 일주일에 두서너 번만 저녁 약속을 잡아도 다이어트에 큰 지장을 주게 되는 것이 사실. 그렇다고 다이어트를 한다는 이유로 중요한 약속들을 모두 취소할 수는 없다. 장소에 따라 적당히 즐기면서 다이어트 할 수 있는 노하우에 주목할 것.

한식집	우선 채소를 많이 먹을 수 있는 메뉴를 택한다. 찌개류는 국물을 제외한 건더기 위주로 먹고, 밥은 1/2~2/3공기로 줄일 것. 비빔밥과 같은 단일 음식은 빨리 먹게 되고 양을 조절하기 힘드므로 영양소를 골고루 섭취할 수 있는 백반 같은 것을 주문한다.
일식집	튀김류를 제외한 일식은 비교적 기름기가 적어 선택의 폭이 넓지만 초밥류의 경우 밥의 섭취가 늘어날 수 있으므로 주의해야 한다. 또한 회덮밥 역시 염분 섭취를 늘릴 수 있는 음식이므로 양념은 조금만 넣도록 한다. 회를 먹을 때 의도적으로 채소를 많이 섭취하거나 미리 채소 샐러드를 주문하는 것도 좋다.
중국집에	중국집은 다이어트 할 때는 되도록 피하는 게 낫지만, 어쩔 수 없다면 자장면보다는 짬뽕을, 짬뽕보다는 우동을 선택한다. 먼저 짬뽕이나 우동의 채소를 다 먹은 후 면을 먹고 국물은 거의 남기도록 해야 한다. 요리를 시킬 때는 튀김이나 녹말 소스를 이용한 요리보다는 냉채류를 주문하도록 한다. 냉채류는 중국집에서 가장 저칼로리 요리라 할 수 있다.
양식집	고칼로리 음식이 주를 이루는 레스토랑도 다이어트 할 때 피해야 할 곳 중 하나다. 돈가스, 생선가스 등 튀긴 메뉴 등은 삼가고 석쇠에 구운 스테이크류를 시키는 것이 낫다. 하지만 소스를 듬뿍 얹은 스테이크는 아무 소용이 없다. 소스를 뿌리지 않고 먹도록 한다. 크림 수프보다는 야채 수프를 택하고 샐러드는 드레싱 없이 주문해서 먹는다.
분식점이나 패스트 푸드점	분식집에서는 김밥이나 물만두가 무난하다. 패스트푸드점에서는 드레싱 없이 또는 저열량 드레싱을 이용한 샐러드를 먼저 먹어 포만감이 느껴질 때 주 메뉴를 먹는 것이 좋다. 주 메뉴 역시 양배추나 양상추 등의 채소가 많이 들어간 메뉴를 택한다. 기름에 튀기거나 화이트 소스를 많이 쓰는 요리는 절대적으로 피한다.

요요 현상, 어떻게 극복할까

요요 현상을 극복하기 위해서는 식이 조절과 운동을 병행해야 하는데 앞에서 말한 것과 같이 운동은 때가 있는 것이다. 우선 2~3개월에 걸친 식이 조절을 통해 체중 감량을 시도해야 한다. 식이 조절을 위가 적응하는 데는 최소한 2~3개월의 시간이 필요하므로 최소한 3개월은 꾸준히 해 주고, 다이어트에 성공한 후에도 올바른 식습관을 유지하기 위해 노력해야 한다.

보통 요요 현상을 최대한 줄일 수 있는 다이어트 기간은 최소 6개월 정도. 3개월은 습관을 바꿔 체중을 감량하고, 나머지 3개월은 유지한다. 즉, 몸이 감량된 체중을 자신의 체중으로 기억하도록 해서 원래 체중으로 돌아가려는 요요 현상을 막는다는 이론이다.

요요 현상을 극복할 수 있는 또 하나의 방법은 한 번에 먹는 양을 대폭 줄이는 대신 하루 5~6끼니를 먹는 것이다. 식사량이 줄어들면 기초 대사량이 떨어지고 몸은 지속적으로 배고프다는 신호를 보내게 된다. 이럴 때 음식을 조금씩 자주 먹게 되면 몸은 위기감을 덜 느끼기 때문에 기초 대사량이 떨어지는 것을 막을 수 있다.

다이어트를 시작하는 사람이라면 먼저 적게 먹는 데 주력해야 한다.

그러나 줄어든 체중을 계속 유지하려면 운동이 필수적이다. 운동으로 근육량을 키워 기초 대사량을 늘려야 요요 현상을 극복할 수 있다. 하지만 운동이라고 안심할 수는 없다. 은퇴한 운동선수가 오랜만에 TV에 나왔을 때 살찐 모습으로 등장하는 것을 많이 봤을 것이다. 운동으로 다져진 몸 역시 시간이 흐르면 요요 현상이 있게 마련이다. 요요 현상을 빗겨 가는 가장 확실한 방법은 식사량을 줄이고 운동을 하며, 야식을 끊는 습관을 완전한 자신의 생활로 만들어 꾸준히 관리하는 것이다.

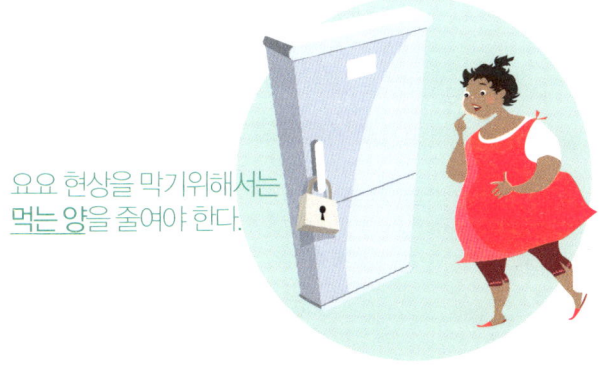

요요 현상을 막기위해서는 먹는 양을 줄여야 한다.

라이트와 무가당 식품만으로 살을 뺄 수 없다

★ 다이어트의 함정, 라이트와 무가당 식품

다이어트라면 며칠 밤 굶는 것도 마다하지 않는 여성들에게 없어서는 안 될 라이트와 무가당 식품. 과연 라이트와 무가당 식품을 먹는다고 살을 뺄 수 있을까? 천만의 말씀이다. 알고 보면 이러한 식품들이야말로 다이어트를 방해하는 장애물이나 다름없다.

겉포장에 칼로리가 제로로 표기되어 있다고 정말 칼로리가 제로라고 생각하면 안 된다. 제로 칼로리 음료는 제로 칼로리가 아닌 1~3kcal 정도다. 그렇다고 제조사에서 소비자를 속이는 것은 아니다. 식품기준법 세부 표기 기준에 따라 음료 100㎖당 열량이 4칼로리 미만이면 '칼로리 제로'로 표기할 수 있도록 하고 있기 때문이다. 사람들은 이들 식품이 칼로리가 낮기 때문에 살이 안 찐다고 생각하지만 사실은 그렇지 않다.

살이 찌는 것은 칼로리 때문이기도 하지만 더 중요한 것은 당의 문제이기 때문이다. 칼로리가 낮은 '제로', '라이트' 음료는 단맛을 내기 위해 설탕 대신 인공 감미료인 아스파탐을 첨가한다. 아스파탐의 열량은 그램당 4kcal로 설탕과 같지만 설탕의 200분의 1만 넣어도 단맛을 낼 수 있다. 결국 라이트 식품이라도 당은 첨가되는 것이다. 다만 그 분량이 줄어들어 칼로리가 낮을 뿐이다. 결국 칼로리 높은 음식과 똑같은 당을 섭취하는 것이나 다름없다고 볼 수 있다.

또한 무설탕 식품에는 설탕 대신 단맛을 내는 과당, 포도당, 올리고당 등을 넣는 것이 일반적이다. 단지 설탕을 첨가하지 않았을 뿐이지 혈당이나 칼로리가 높아지는 것은 설탕을 첨가한 것과 비슷한 수준이다. 특히 지난 2004년 미국의 한 대학 연구팀은 설탕 대신 인공감미료가 들어간 무설탕 식품이 과식을 유발해 비만의 원인이 될 수 있다는 연구 결과를 발표하기도 했다. 인공감미료를 먹인 쥐가 설탕을 먹인 쥐에 비해 칼로리 기준, 3배나 많은 먹이를 먹었다는 실험 결과였다.

그렇다면 무가당은 어떨까? 무가당은 제조 과정 중 당 성분을 첨가하지 않았다는 뜻이다. 과즙 음료는 과즙 자체에 당이 존재하므로 무가당 식품이라고 하지만, 당이 없는 것은 아니다. 아쉽게도 실제로 당이 0%인 식품은 존재하지 않는다고 보는 편이 좋다. 단순히 라이트, 무설탕, 무가당 등의 표시에 현혹되지 말고 제품 내 당 함유량을 확인하는 것이 바람직하다.

공복감을 자극하는 라이트와 무가당 식품

마시멜로가 살찌는 식품이란 것은 많이 아는 사실이다. 그렇다면 마시멜로를 먹었을 때 살이 찌는 이유는 무엇일까? 많은 사람은 지방이나 칼로리를 생각하지만 사실상 마시멜로의 칼로리는 10g당 27㎉ 정도밖에 되지 않는다. 마시멜로는 달걀 흰자 단백질, 콩 단백질, 그리고 젤라틴에 설탕을 첨가해서 만든다. 오히려 지방 함량은 0%다. 하지만 마시멜로에는 지방이 없는 대신 주성분이 당분으로 이뤄져 있다.

무가당 오렌지 주스 200㎖ 한 병에 들어가는 오렌지는 2개 정도. 추가로 당 성분을 넣지 않았을 뿐이지 오렌지 2개에 들어 있는 당을 섭취하는 것이나 마찬가지다. 그렇다면 당분이 살찌는 것과 얼마나 관련이 있을까?

설탕과 같은 단순 당질이 많이 들어 있는 식사를 하거나 섬유질이 결핍된 식사를 하게 되면 혈당은 소장의 상부에서 빠르게 흡수되어 오르기 시작하고 그 결과 신체는 많은 양의 인슐린을 분비하게 된다. 아무리 칼로리를 따져 조금만 먹었다고 해도 소장의 앞부분에서 혈당이 빠르게 흡수되면 몸은 이를 폭식으로 이해한다.

혈당의 증가는 인슐린의 분비를 자극시키는데, 빠른 속도로 혈당이 증가하면 인슐린의 분비량 또한 빠르게 이뤄진다. 증가한 혈당은 간과 근육으로 영양분을 저장하게 되는데, 이때 간과 근육이 받아들일 수 있는 양과 속도, 그리고 그것을 소비하는 속도보다 너무 빠르게 혈당이 상승하면 더 이상 간과 근육이 영양분을 저장할 수 없게 된다. 그러면 지방 세포로 저장소가 바뀌고 지방 세포의 크기가 증가하면 살이 찌게 되는 것이다. 라이트나 무가당 식품은 각각 당의 함량에는 차이가 있지만, 모두 기본적으로 당이 포함되어 있다.

  저칼로리 라이트 식품이라고 해서, 당을 첨가하지 않은 무가당 식품이라 해서, 완전한 다이어트 음식이라고 생각해서, 안심하고 먹다가는 오히려 공복감만 자극해 체중이 늘어날 수도 있다.

약만 먹고 살을 뺄 수 없다

비만 치료에 특효약은 없다

신문이나 방송, 잡지, 인터넷을 접하다 보면 수없이 많은 다이어트 보조제와 약물에 관한 정보를 찾을 수 있다. 꼭 찾지 않더라도 주변에서도 다이어트 약을 복용해 본 사람들을 쉽게 만날 수 있다. 병원을 찾는 환자들 역시 이미 다이어트 약을 복용해 본 경험이 있는 환자들이 많다. 다이어트 약, 과연 그 효과는 어느 정도일까?

비만은 단순한 위험 인자나 개인의 의지만 갖고 해결할 수 있는 문제가 아니라 만성적이고, 유전적인 요인 등 복잡하고 다양한 문제들에 의해 유발되는 일종의 질병이다.

비만 환자에게는 보통 약물 치료를 권하지만 그것보다는 생활 습관을 바꾸는 것이 우선시돼야 한다. 보통 약물 치료를 병행하면 식사 조절만 단독으로 진행했을 때보다 비만 위험 요인을 치료하는 효과가 더 큰 것이 사실이다. 하지만 이 역시도 행동이나 생활 습관이 많이 개선되었을 때 결과일 뿐이다.

폭식을 하고 야식을 일삼는 사람이 아무런 노력 없이 약물에만 의존해 살이 빠지길 기대한다는 것은 잘못된 생각이다. 어디까지나 약물 치료는 다이어트에 있어 보조적인 역할을 할 뿐 그 이상을 바랄 수는 없다.

비만 치료 약물은 크게 에너지 섭취를 줄일 수 있는 약과 지방의 흡수를 막는 약, 에너지 소모를 증가시키는 약 등으로 분류된다.

에너지의 섭취를 줄일 수 있는 약제를 일반적으로 식욕억제제라 한다. 즉, 밥맛을 없게 만드는 약이다. 대표적으로 시부트라민(Sibutramine)을 들 수 있는데, 이 약물에 들어 있는 성분들은 뇌 속의 자율 신경을 자극하여 식욕을 억제하는 작용을 하기 때문에 식사량이 줄어들고 살이 빠지게 된다.

그러나 약을 복용하지 않으면 식욕이 되돌아와 결과적으로 다시 원래 체중으로 돌아가거나 더 살이 찌게 된다. 또한 부작용으로 신경이 흥분돼 혈압이 상승하고 맥박이 빨라지며 입마름, 복통, 신경과민, 불면증, 현기증 등을 일으킬 수 있다. 따라서 고혈압이 있는 환자라면 반드시 의사나 약사의 복용 지시에 따라 용법과 용량을 지켜야 한다.

지방의 흡수를 억제하는 올리스탯(Orlistat)은 FDA(미국 식품 의약국)에서 비만 치료제로 공인된 약물이다. 섭취한 식이 지방의 30%를 소화, 흡수시키지 않고 배설시킴으로써 하루 평균 약 200kcal의 열량을 소비하게 만들어 1년 동안 복용 시 체중의 약 10%의 감량 효과를 얻을 수 있다. 이 약은 전신의 부작용은 없으나 기름기를 동반한 가스 배출, 기름진 변, 설사 등의 부작용을 초래할 수 있다. 또한 지방 섭취가 많지 않은 사람에게는 큰 도움이 되지 않는다.

다음은 열 생성 촉진제의 기능을 하는 약물로 말 그대로 에너지의 소모를 증가시키는 약물이다. 물론 운동을 통해 에너지 소모를 증가시키는 것이 가장 이상적인 비만 치료가 되겠지만 운동은 꺼리면서 살을 빼고 싶어하는 사람들을 위해 안전하게 대사를 증가시키고, 과잉 저장된 에너지를 열로 발산시키기 위한 약제도 계속적으로 연구되고 있다. 열 생성 효과가 있는 약물로는 에페드린(Ephedrine)과 카페인 병합 요법, 에페드린(Ephedrine)과 테오필린(Theophylline)병합 요법 등이 있지만, FDA에서 비만 치료의 목적으로는 승인받지 못했다.

이 밖에도 약국에서 쉽게 구할 수 있는 이뇨제가 있다. 살 빼는 약으로 가장 많이 남용되는 것으로 사실상 살이 빠지는 게 아니라, 수분이 빠지는 효과가 있다. 부작용으로는 수분이 빠져나가면서 칼슘, 마그네슘과 같은 전해질 물질도 함께 배출돼 심장 기능 이상을 일으키기도 하며 장기간 복용 시 신장에도 해로울 수 있다.

이뇨제는 원래 고혈압 환자의 혈압을 낮추거나 간 또는 신장의 이상으로 생긴 부종을 치료하는데 쓰이는 약으로 배뇨와 배변을 도와 몸안의 수분을 바깥으로 배출시킨다. 복용 시 체중이 감소하지만 이는 체지방의 감소가 아니기 때문에 수분만 보충되면 다시 원래의 체중으로 돌아가게 된다.

결국 위에서 언급한 다이어트 약물들은 모두 비만의 원인을 완전히 제거해 주는 '치료약'의 개념이 아닌, 생활 습관을 개선하기 위해 사용되는 보조적 장치일 뿐이라는 것이다.

어떤 환자들은 약만 처방 받으면 아무것도 하지 않아도 살이 저절로 빠진다고 생각한다. 하지만 진정 날씬해지고 싶다면 이런 생각은 처음부터 접어 두는 것이 좋다. 약은 어디까지나 다이어트에서 보조적인 수단일 뿐, 먹기만 하면 체중이 쑥쑥 줄어드는 마법 같은 약은 세상 어디에도 없다는 것을 명심해야 한다.

식사 조절 없이
살을 빼는 비만 약은
존재하지 않는다.

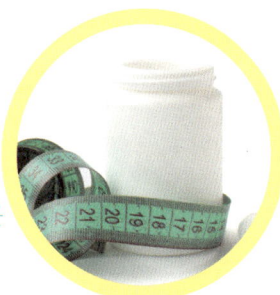

부작용 없이 효과 좋은 약은 없다

각종 다이어트 보조 식품과 유행 다이어트로 요요 현상을 겪고 최후의 수단으로 비만 클리닉을 찾는 경우가 많다. 병원을 찾아 충분한 상담을 하고, 비만의 원인을 찾아내 의사의 지시에 따라 다이어트를 한다면 분명히 몇 kg의 감량은 있을 수 있다. 하지만 절대 잊지 말아야 할 것이 있다.

다이어트할 때 가장 좋은 방법은 무엇보다도 규칙적인 식사와 적당한 운동, 먹고 싶은 욕구를 참아 내는 것이다. 대부분의 비만 환자는 규칙적인 식사를 꺼리고 운동을 싫어하며, 먹고 싶은 욕구를 참기 힘들어한다. 그러면서도 하루 한두 번씩 복용하는 다이어트 약만으로 비만 문제가 말끔하게 해결될 것이라고 생각하면 위험하다.

물론 약을 복용하면 저절로 식욕이 줄어들고, 비록 소량이지만 에너지가 소모되고, 체내의 지방 흡수도 막을 수 있다. 어찌 보면 다이어트에서 꼭 필요한 수단이라 할 수 있다.

문제는 다이어트 약을 복용하다 끊었을 때 오는 요요 현상. 약을 끊으면 식욕도 돌아오고, 에너지 소모도 없어 지방을 섭취하는 즉시 체내에 흡수된다.

다이어트 약의 이상적인 조건은 부작용이 없어 안전하면서도 효과가 좋은 것이어야 한다. 또한 빠진 체중을 유지할 수 있어야 한다. 하지만 현재까지는 이 모든 조건을 갖춘 약은 없다고 할 수 있다. 물론 일시적인 감량 효과는 기대할 수 있지만 영원히 체중 감량을 유지할 수 있는 약은 없다.

약물의 도움으로 살을 뺄 수 있는 계기를 마련하고, 조금 쉽게 체중을 감량할 수 있도록 하는 것 외에는 모두 자신의 노력과 의지가 뒷받침되어야 한다. 평상시와 똑같은 양으로 식사하고 불규칙한 생활 패턴을 이어간다면 약을 복용할 때는 잘 모르지만 약을 끊었을 때는 심각한 요요 현상에 시달리게 될 것이다. 현재 클리닉에서 처방하는 약제들은 모두 다이어트 중에는 효과를 볼 수 있지만 복용을 안 하면 그 효과를 지속할 수 없게 된다. 결국 감량된 체중을 유지하는 것은 비만 환자의 몫이라는 것이다.

약을 복용하는 동안 규칙적인 식습관과 생활 습관을 갖도록 노력하고, 식사량을 조절해 간식이나 야식을 멀리하는 습관을 지켜 나가야 한다. 약은 그저 보조적 수단일 뿐, 살을 빼는 것과 유지하는 것 모두 자신의 의지와 노력이 만드는 결과라는 것을 명심해야 한다.

**저녁에 섭취한 칼로리는 대부분 소비되지 않고
우리 몸에 쌓이게 된다.**

저녁 식습관과 저녁 생활 습관만 고쳐도 다이어트의 절반은 성공한 셈이다.
그만큼 다이어트에서 저녁 시간 관리는 그 무엇보다 중요하다.
다이어트의 핵심, '저녁'에 주목하자.

PART 2

다이어트의
핵심은
'**저녁**'이다

다이어트, 생체 리듬에 따라야 성공한다

인체는 태양을 보며 깨었다 잠든다

사람들의 생활 패턴은 아침에 일어나 밤에 잠드는 것, 즉 태양을 보고 깨어나 태양이 지면 하루를 마감하는 것에 익숙해져 있다. 이와 같은 리듬이 형성된 것은 비단 잠들고 깨어나 활동하는 규칙적인 습관 때문만은 아니다.

우리 신체의 체온, 혈압, 맥박, 두뇌 활동, 호르몬 영향, 소화와 흡수 기능, 에너지의 소모 패턴 등 다양한 요소들이 이러한 생체 리듬을 만든다. 거꾸로 생각하면 이러한 생활 리듬에 변화를 주는 것만으로도 얼마든지 건강 관리를 할 수 있다는 뜻이 된다. 그렇기 때문에 건강을 지키는데 이러한 신체 리듬, 즉 주기율이 중요하다는 것이다.

실제로 학계에서는 신체의 자연스러운 리듬에 따라 생활하는 것이 건강과 장수, 업무 효율 향상에 도움이 된다고 말한다. 최근에는 생체 리듬을 통한 비만 치료를 비롯하여, 우울증, 불면증 등 심리적인 치료는 물론 섹스 트러블 해소까지 널리 확산하고, 적용하는 추세다.

인간의 신체는 24시간을 주기로 거의 동일한 시간에 같은 생리 현상을 반복하며 돌아간다. 잠을 자야 할 시간, 암기력이 높아지는 시간, 운동하기 좋은 시간 등 하루의 시간 변화에 따라 인체의 능력도 다양하게 변화한다.

하지만 21세기 우리의 생활은 어떠한가? 인간의 생체 리듬과는 상관없이 낮과 밤이 뒤바뀐 생활을 하기도 하고 연일 야근에 시달리기도 한다. 자신의 직업과 라이프 스타일에 따라 각양각색으로 하루가 흘러간다. 24시간 문을 연 음식점, 편의점, 대형 마트, 병원, 주유소 등 현대인들의 바뀐 생활 패턴에 맞게 생활 환경도 변하고 있다. 생체 리듬을 거스르지 않는 생활 패턴이야말로 건강한 신체를 지킬 수 있는 가장 기본적인 수칙임에도 불구하고 말이다.

비만 인구가 늘어나는 현실도 이러한 생활 패턴의 변화와 밀접한 관련이 있다. 신체 주기를 기본으로 건강 관리는 물론 일의 능률도 극대화된다. 분명 소화나 식욕에도 생체 리듬은 큰 작용을 한다. 따라서 그 신체의 다양한 주기에 맞춰 다이어트를 시도하면 좀 더 확실한 효과를 거둘 수 있다.

저녁 생체 리듬을 따라야
다이어트에 성공할 수 있다

생체 리듬, 생체 시계라고도 하는 건강 주기율은 미국 록펠러대학 유전자연구소의 마이클 영 소장이 인간 생명 활동의 시간대별 주기율표를 세계적인 과학 전문지 〈사이언티픽 아메리칸〉에 게재하면서부터 시작되었다. 이 표에 따르면 인간의 모든 생명 활동은 하루 24시간을 주기로 거의 비슷한 생리 활동으로 반복되고 있다.

생체 리듬에 맞춰 다이어트를 시도한다는 것은 매우 합리적인 것으로 특히 저녁 시간의 생체 리듬을 따르면 다이어트에 성공할 수 있다. 보통 오전 7시 정도에는 체온이 상승하고 맥박이 증가하며 교감신경이 활발해진다. 비만 환자는 대부분 교감 신경의 활성도가 낮다. 따라서 비만 환자는 반드시 지방이 적고 단백질과 탄수화물이 균형적으로 구성된 아침 식사를 해야 한다. 아침 식사를 하면 교감 신경을 활성화시켜 지방 연소를 돕기 때문이다. 밥과 국, 생선과 나물, 김 등으로 식단을 짜고 여기에 우유 한 잔이면 만점이다. 일어나자마자 간단한 체조와 물 한 잔으로 몸속의 장을 깨우는 것도 잊지 말아야 한다.

오전에 최고조에 이르던 체내 에너지 필요량은 오후 1~2시가 되면 서서히 떨어진다. 또 식후에는 인슐린이 혈액으로 대량 방출되면서 기분이 이완되는 현상이 나타나므로 15분 정도 토막잠을 청하는 것도 좋다.

　오후 4~5시가 저녁 다이어트에 본격적으로 돌입하는 시간대다. 미각이 예민해질 뿐만 아니라 불안, 초조, 우울 등의 감정으로 기분이 나빠지고 스트레스로 인해 식욕이 왕성해지기 때문에 이때는 식이 섬유를 보충해 주는 것이 좋다. 간식으로 오이나 토마토 등을 섭취하는 것이 식욕을 가라앉힐 수 있는 좋은 방법이다. 만약 이때 기름지고 칼로리 높은 간식을 먹게 된다면 폭식할 가능성이 크므로 주의해야 한다. 이완된 기분에 활력을 주기 위해 녹차나 홍차, 허브티 등 차를 한 잔 마시는 것도 좋다.

　오후 6~8시는 신체 활동이 하루 중 최고인 시간이다. 이때가 바로 저녁 약속과 함께 술자리를 갖게 되는 시간이기도 하다. 체중이 증가하고 소화 작용이 가장 활발한 시간이므로 체중을 줄이기 위해서는 먹기만 할 것이 아니라 칼로리를 소모하는 운동을 해야 한다. 업무를 마치고 술 약속을 만들기보다는 취미가 맞는 사람끼리 운동을 즐기는 것이 바람직하다. 다이어트를 하는 비만 환자는 특히 이 시간대를 주의하고 또 주의해야 한다.

　저녁은 동물성 기름이 적은 살코기나 흰살 생선, 채소 중심의 담백한 식단으로 구성하고 식이 섬유를 섭취해 과식을 방지하고 공복감을 해소해야 한다. 하루의 피로를 풀기 위해 비타민을 섭취하는 것도 좋다.

오후 9시 이후 시간대는 각종 호르몬 분비가 감소하고 체온이 떨어져 몸의 모든 활동이 저하된다. 인체 활동량이 줄면서 과잉 섭취한 에너지는 모두 체내에 저장된다. 따라서 이 시간 이후에는 아무것도 먹지 않는 것이 다이어트에 효과적이다.

밤 12시 정도가 되면 체온이 다시 떨어지기 시작하며, 수면과 안정을 유도하는 호르몬인 멜라토닌과 세로토닌 수치가 높아진다. 신진대사와 심장 박동률이 떨어져 에너지 필요량도 감소하기 때문에 모든 음식물의 섭취를 금하고 잠자리에 드는 것이 좋다.

생체 리듬에 따르면 아침이나 점심과는 다르게 저녁 시간대가 되면서부터는 신체가 필요로 하는 에너지 양이 크게 줄어들어 과잉 섭취된 에너지는 체내에 바로 저장된다는 사실을 알 수 있다. 바꿔 말해 인체의 생체 리듬과 상관없이 아침, 점심과 같은 식습관을 저녁 시간대에도 고수하면 비만할 수밖에 없는 것이다. 저녁 시간을 효율적으로 관리하는 것이야말로 다이어트의 핵심이다.

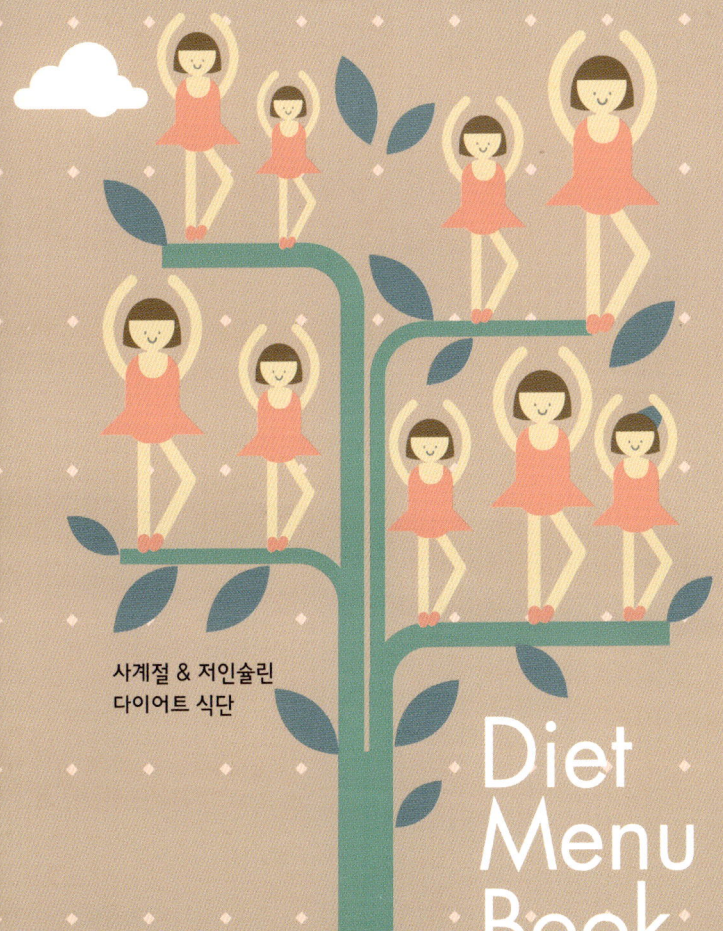

사계절 & 저인슐린
다이어트 식단

Diet
Menu
Book

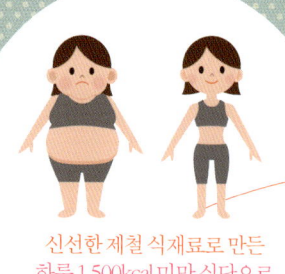

신선한 제철 식재료로 만든
하루 1,500kcal 미만 식단으로
다이어트에 성공하세요~!

사계절 & 저인슐린
다이어트 식단

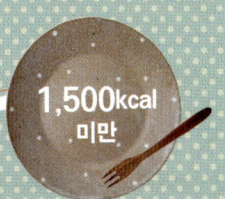

1,500kcal 미만

봄 1

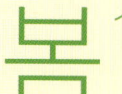

따뜻한 봄이 왔습니다. 달래무침, 냉잇국, 봄나물비빔밥으로
봄 냄새가 향긋하게 나는 식탁을 차려 보세요.

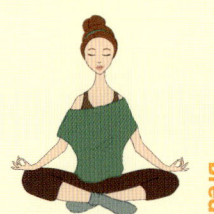

		Monday		Tuesday		Wednesday	
		요리	열량(kcal)	요리	열량(kcal)	요리	열량(kcal)
Breakfast		현미 잡곡밥 1/2공기	150	통곡물잉글리시머핀 1개	135	현미밥 1/2공기	150
		김치 콩나물국	28	저지방치즈 1장	66	쑥국	20
		고등어조림 1토막	81	삶은 달걀 1/2개	38	연두부양념장	75
		상추겉절이	35	저지방우유 200ml	90	버섯나물	20
		배추김치	20			나박김치	20
			314		**329**		**285**
Lunch		보리밥 2/3 공기	200	해물냉잇국밥	334	현미 잡곡밥 2/3공기	200
		냉잇국	57	강낭콩조림	20	조개탕	50
		메추리알곤약조림	157	배추김치	20	소라채소무침	105
		토란대볶음	127			콩나물무침	20
		오이소박이	20			백김치	20
			561		**374**		**395**
Dinner		현미 잡곡밥 2/3공기	200	현미밥 1/2공기	150	구운닭가슴살샐러드	263
		미더덕된장찌개	138	돼지고기보쌈	305	통곡물모닝빵 1개	70
		고추잡채	134	채소쌈	40	무가당오렌지주스 200ml	100
		달래무침	20	무나물	20		
		취나물	20				
			512		**515**		**433**
Snack		방울토마토 15개	30	딸기 10개	50	한라봉 1개	100
			30		**50**		**100**
			1417		**1268**		**1213**

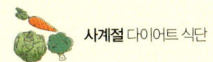 **사계절** 다이어트 식단

Thursday		Friday		Saturday		Sunday	
요리	열량(kcal)	요리	열량(kcal)	요리	열량(kcal)	요리	열량(kcal)
소라 죽 1공기	250	수수밥 1/2공기	150	연어샌드위치	380	통곡물모닝빵 2개	140
나박김치	20	어묵 국	60	토마토주스 1잔	50	저지방치즈 1장	66
		조기구이 1마리	96			오이양배추샐러드	60
		취나물	20			(오리엔탈드레싱)	
		배추김치	20			저지방우유 200ml	90
	270		346		430		356
어린잎채소꼬막비빔밥	330	닭가슴살스테이크	334	봄나물비빔밥과 달래양념장	230	현미 잡곡밥 1/2공기	150
팽이 된장국	23	오이방울토마토샐러드	86	장조림	50	제육볶음	130
달래전 2개	150	(요거트드레싱)		팽이 된장국	23	조개탕	50
배추김치	20	호밀모닝빵 1개	70			콩나물무침	20
						백김치	20
	523		490		303		370
검정콩 밥 1/2공기	150	조밥 1/2공기	150	현미밥 1/2 공기	150	조밥 1/2공기	150
쇠고기 미역국	89	미더덕바지락찜	167	콩나물국	20	쇠고기 미역국	89
진미채무침	74	콩나물국	20	닭감자찜	250	멸치풋고추볶음	84
콩나물무침	20	청포묵무침	72	해초무침	20	더덕생채	70
시금치무침	20	봄동된장무침	20	참나물무침	20	두부쑥갓무침	20
	353		429		460		413
저지방우유 200ml	90	저지방우유 200ml	90	상큼한 두부요구르트	136	플레인 요구르트 1개	125
호두 1알	45						
	135		90		136		125
	1291		**1355**		**1329**		**1264**

 일러두기>> **반찬 칼로리는** 밥 양에 따른 1인분 기준입니다. **간식은** 저지방우유 200ml, 플레인 요구르트 1개, 삶은 달걀 흰자 1장, 저지방치즈 1장, 사과 1/2개, 귤 작은 것 1개, 딸기 5개, 토마토 1개, 두유 200ml 등을 제공합니다.

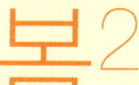

봄 2

봄에는 신선한 채소는 물론 미더덕, 바지락 등 싱싱한 해산물도 가득합니다.
향긋한 봄 채소와 바다 내음 가득한 해산물로 식탁을 차려 보세요.

		Monday	열량(kcal)	Tuesday	열량(kcal)	Wednesday	열량(kcal)
Breakfast	요리	현미밥 1/2공기	150	현미밥 1/2공기	150	수수밥 1/2공기	150
		쇠고기 무 국	88	미역국	89	달래 된장국	23
		달걀찜	75	뱅어포구이	74	장조림	50
		두릅초회	50	깻잎나물	20	버섯나물	20
		배추김치	20	무생채	20	배추김치	20
			383		**353**		**263**
Lunch		콩나물밥 1공기	240	검정콩 밥 2/3공기	200	현미밥 2/3공기	200
		시금치 된장국	34	바지락 두부 된장국	60	쇠고기 버섯국	88
		다진쇠고기볶음	100	버섯불고기	160	갈치구이 1토막	100
		달래양념장	20	상추겉절이	35	콩나물무침	20
		배추김치	20	배추김치	20	깍두기	20
			414		**435**		**428**
Dinner		현미밥 1/2공기	150	현미밥 1/2공기	150	조밥 1/2공기	150
		참치스테이크	315	순두부찌개	204	주꾸미제육볶음	150
		양상추샐러드	71	천사채샐러드	55	양배추쌈	40
		(요거트드레싱)		달래무침	20	냉이나물	20
				호박나물	20	미나리콩나물무침	20
			536		**449**		**380**
Snack		방울토마토 15개	30	딸기 10개	50	피스타치오 10알	40
			30		**50**		**40**
			1363		**1107**		**1111**

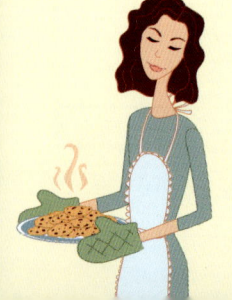

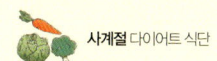 사계절 다이어트 식단

Thursday

요리	열량 (kcal)
베이글 1개	200
크림치즈 1작은술	45
무가당오렌지주스 200ml	100
	345
현미 잡곡밥 2/3공기	200
주꾸미탕 1그릇	143
봄동된장무침	20
오이생채	20
	383
기장밥 1/2 공기	150
쇠고기 무 국	77
굴무침	60
미역줄기볶음	45
숙주나물	20
	352
저지방우유 200ml	90
	90
	1170

Friday

요리	열량 (kcal)
호박죽 1공기	250
나박김치	20
	270
흑미밥 2/3공기	200
냉잇국	57
콩나물잡채	286
우엉조림	20
배추김치	20
	583
흑미밥 1/2공기	150
콩비지찌개	130
파래무침	20
풋고추멸치볶음	84
취나물	20
	404
플레인 요구르트 1개	125
	125
	1382

Saturday

요리	열량 (kcal)
봄채소삼색주먹밥	245
조개탕	50
	295
현미 잡곡밥 2/3공기	200
콩나물국	20
닭살채소볶음	167
두릅초회	50
깍두기	20
	457
잡곡밥 1/2공기	150
된장찌개	124
양배추쌈	40
취나물	20
무나물	20
	354
두유 200ml	125
딸기 10개	50
	175
	1281

Sunday

요리	열량 (kcal)
보리밥 1/2공기	150
두부 맑은국	99
멸치고추조림	34
봄동겉절이	40
	323
콩밥 1/2공기	150
다시마 무 국	30
불고기간장샐러드	205
달래무침	20
더덕생채	70
	475
현미 잡곡밥 1/2공기	50
청국장찌개	117
오징어미나리무침	55
새송이버섯볶음	30
시금치무침	20
	272
저지방우유 200ml	90
	90
	1160

여름 1

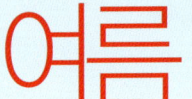

여름철에는 더위로 고생하는 사람들이 많죠.
귀찮다고 냉면이나 즉석식품으로 때우지 말고
신선한 채소로 식탁을 차려 보세요.

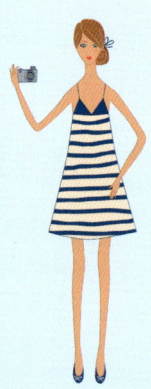

		Monday		Tuesday		Wednesday	
		요리	열량(kcal)	요리	열량(kcal)	요리	열량(kcal)
Breakfast		통곡물식빵 1장	100	통곡물모닝빵 2개	140	전복죽 1공기	250
		감자샐러드	45	저지방치즈 1장	66	나박김치	20
		스크램블에그	96	오이양배추샐러드	60		
		두유	125	(오리엔탈드레싱)			
				저지방우유 200ml	90		
			366		**356**		**270**
Lunch		현미밥 2/3공기	200	조밥 2/3공기	200	완두콩 밥 2/3공기	200
		호박 국	42	돼지고기김치찌개	150	다슬기 국	40
		닭냉채	171	시금치무침	20	갈치구이 1토막	100
		풋고추멸치볶음	84	버섯나물	20	노각생채	100
				김구이	10	백김치	20
			497		**400**		**460**
Dinner		현미 잡곡밥 1/2공기	150	현미 잡곡밥 1/2공기	150	잡곡밥 1/2공기	150
		두부버섯탕	147	청국장찌개	117	무 된장국	25
		북어채무침	137	골뱅이무침	105	제육볶음	150
		참나물무침	20	숙주나물	20	상추쌈	40
		배추김치	20	무나물	20	시금치무침	20
			474		**412**		**385**
Snack		토마토 1개	35	키위 1개	45	저지방우유 200ml	90
						자두 1개	50
			35		**40**		**140**
			1372		**1208**		**1255**

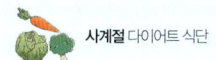 **사계절 다이어트 식단**

Thursday		Friday		Saturday		Sunday	
요리	열량(kcal)	요리	열량(kcal)	요리	열량(kcal)	요리	열량(kcal)
현미밥 1/2공기	150	현미밥 1/2공기	150	눌은밥	120	야채 죽 1공기	150
북어 달걀 국	136	갈치무조림 1토막	135	두부양념구이 2쪽	106	무장아찌무침	20
오이생채	20	김구이	10	배추김치	20	나박김치	20
시금치무침	20	배추김치	20				
	326		315		246		190
현미밥 1/2공기	150	토마토가지쇠고기샐러드	288	현미 잡곡밥 2/3공기	200	날치알덮밥	530
무 국	20	통감자구이 1개	100	닭감자찜	250	팽이 된장국	23
두부김치	110	무가당오렌지주스 1잔	100	천사채샐러드	55	깍두기	20
감자조림	44			해초무침	20		
숙주나물	20			백김치	20		
	344		488		545		573
고구마 밥 1/2공기	150	곤약비빔국수	270	현미밥 1/2공기	150	안심스테이크	475
두부 된장국	60	콩나물국	20	어묵 국	60	호박가지구이샐러드	93
버섯불고기	160			달걀찜	75		
상추겉절이	35			더덕생채	70		
취나물	20			시금치무침	20		
	425		290		375		568
플레인 요구르트 1개	125	저지방우유 200ml	90	토마토 1개	35	키위 1개	45
키위 1개	45	포도 1/3송이	70				
	170		160		35		45
	1265		**1253**		**1201**		**1376**

여름 2

더위가 기승을 부리는 저녁, 닭가슴살냉채를 준비해 보세요.
닭가슴살과 채소에 톡 쏘는 겨자 소스를 더하면
맛과 건강을 모두 챙길 수 있습니다.

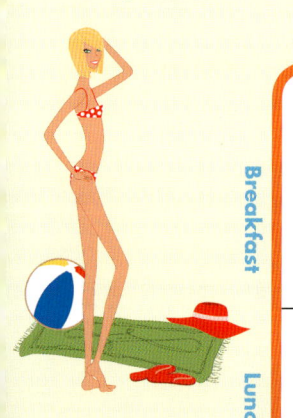

		Monday		Tuesday		Wednesday	
		요리	열량(kcal)	요리	열량(kcal)	요리	열량(kcal)
Breakfast		현미 잡곡밥 1/2공기	150	현미잡곡밥	150	잡곡밥 1/2공기	150
		된장찌개	124	김치 콩나물국	28	쇠고기 미역국	89
		조기구이 1마리	96	새송이쇠고기볶음	115	배추김치	20
		김구이	10	해초무침	20		
		배추김치	20				
			400		**313**		**259**
Lunch		현미 잡곡밥 1/2공기	200	보리밥 2/3공기	200	클럽샌드위치	400
		열무 된장국	23	꽃게탕	400	저지방우유 200ml	90
		갈치무조림 1토막	135	무나물	20		
		호박나물	20	오이생채	20		
		깍두기	20				
			398		**640**		**490**
Dinner		현미잡곡밥2/3공기	200	곤약비빔국수	270	검정콩밥 1/2공기	150
		순두부찌개	204	콩나물국	20	대구매운탕	210
		연근조림	32			상추겉절이	35
		물미역냉국	19			취나물	20
		시금치무침	20			도라지무침	20
			475		**290**		**435**
Snack		토마토 1개	35	상큼한 두부요구르트 1컵	136	자몽 1/2개	50
			35		**136**		**50**
			1308		**1379**		**1234**

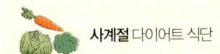 **사계절** 다이어트 식단

Thursday	열량(kcal)	Friday	열량(kcal)	Saturday	열량(kcal)	Sunday	열량(kcal)
요리		요리		요리		요리	
현미밥 1/2공기	150	통곡물식빵 1장	100	호박죽 1공기	240	베이글 1개	200
북어 달걀 국	136	스크램블에그	120	동치미	20	크림치즈 1작은술	45
오이생채	20	저지방우유 200ml	90			블랙커피 1잔	3
취나물	20						
	326		**310**		**260**		**248**
날치알덮밥	530	오징어덮밥(밥 2/3공기)	358	콩나물국밥	373	카레라이스(밥 2/3공기)	534
팽이 된장국	23	콩나물국	20	장조림	50	단무지	20
		깍두기	20	깍두기	20		
							554
	553		**398**		**443**		
밤 밥 2/3공기	150	백김치새우쌀피말이	270	잡곡밥 2/3 공기	200	수수밥 2/3공기	200
두부고추장찌개	99	쌀국수 1/2인분	250	근댓국	28	김치 순두부 국	88
풋고추멸치볶음	84			닭살채소볶음	167	닭살냉채	105
청포묵무침	72			참나물무침	20	마늘장아찌	20
상추겉절이	35			오이생채	20	콩나물무침	20
	440		**520**		**435**		**433**
귤 1개	50	토마토 1개	35	배 1/2개	50	상큼한 두부요구르트 1컵	136
	50		**35**		**50**		**136**
	1369		**1263**		**1188**		**1371**

가을 1

더운 여름이 가고 가을이 왔습니다.
하늘이 맑아 높푸르게 보이고 온갖 곡식이 익어 갑니다.
제철에 나는 신선한 먹거리로 건강한 식탁을 차려 보세요.

Monday

Breakfast

요리	열량 (kcal)
통곡물식빵 1장	100
저지방치즈 1장	66
오이양배추샐러드	60
(오리엔탈드레싱)	
저지방우유 200ml	90
	316

Lunch

요리	열량 (kcal)
현미 잡곡밥 2/3공기	200
돼지고기김치찌개	150
시금치무침	20
버섯나물	20
김구이	10
	400

Dinner

요리	열량 (kcal)
현미 잡곡밥 1/2공기	150
청국장찌개	117
골뱅이무침	105
숙주나물	20
참나물무침	20
	412

Snack

요리	열량 (kcal)
키위 1개	45
	45

1173

Tuesday

Breakfast

요리	열량 (kcal)
검정콩 밥 1/2공기	150
북어 달걀 국	136
호박오가리무침	20
김구이	10
나박김치	10
	326

Lunch

요리	열량 (kcal)
메밀국수	400
단무지	20
	420

Dinner

요리	열량 (kcal)
완두콩 밥 1/2공기	150
두부고추장찌개	99
도토리묵무침	60
시금치나물	20
고구마순볶음	20
	349

Snack

요리	열량 (kcal)
저지방우유 200ml	90
	90

1185

Wednesday

Breakfast

요리	열량 (kcal)
베이글 1개	200
크림치즈 1작은술	45
블랙커피 1잔	3
	248

Lunch

요리	열량 (kcal)
검정콩 밥 1/2	150
김치굴냄비	375
숙주나물	20
석박지	20
	565

Dinner

요리	열량 (kcal)
곤약비빔국수	270
오이미역냉국	19
	289

Snack

요리	열량 (kcal)
저지방우유 200ml	90
포도 1/3송이	70
	160

1262

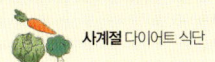 사계절 다이어트 식단

Thursday		Friday		Saturday		Sunday	
요리	열량(kcal)	요리	열량(kcal)	요리	열량(kcal)	요리	열량(kcal)
현미밥 1/2공기	150	통곡물또띠아샌드위치	120	잡곡미숫가루	100	야채 죽 1공기	150
쇠고기 무 국	88	저지방우유 200ml	90	저지방우유 200ml	90	무장아찌무침	20
참나물무침	20	사과 1/2개	50	사과 1/2개	50	나박김치	20
오이생채	20					사과 1/2개	50
	278		260		240		240
다이어트김밥 1줄 반	375	보리밥 2/3공기	200	생선버섯구이와 김치소스	402	현미 잡곡밥 1/2공기	150
팽이 된장국	23	된장찌개	124	나박김치	20	아욱국	23
		삼치구이 1토막	75			달걀버섯찜	130
		콩나물무침	20			미역브로콜리샐러드	133
		김치	20			백김치	20
	398		439		422		456
조밥 1/2공기	150	토마토스파게티	580	보리밥 2/3공기	200	팥밥 1/2공기	150
김치순두부찌개	204	오이양상추샐러드	45	낙지볶음	130	김치 콩나물국	28
삼치구이 1토막	75	(오리엔탈드레싱)		조개탕	50	닭살채소볶음	167
멸치고추조림	34	오이피클	20	취나물	20	단배추된장무침	35
나박김치	20			백김치	20	멸치고추조림	34
	483		645		420		414
옥수수 1/2개	100	키위 1개	45	바나나 1개	90	방울토마토 15개	30
귤 1개	50						
	150		45		90		30
	1309		1389		1172		1140

가을 2

게, 고등어, 무, 사과 등 가을에 제철인 식재료들로 식단을 차려 보세요.
칼로리 걱정 없이 풍성한 식단을 차릴 수 있어요.

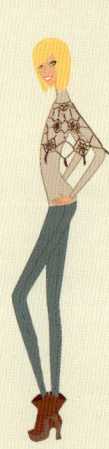

	Monday	열량(kcal)	Tuesday	열량(kcal)	Wednesday	열량(kcal)
Breakfast	보리밥 1/2공기 두부 맑은국 참나물무침 노각생채 열무김치	150 99 20 20 20 **309**	베이글 1개 크림치즈 1작은술 자몽 1/2개	200 45 50 **295**	늙은밥 달걀조림 1개 깻잎양념조림 동치미	120 85 20 20 **245**
Lunch	구운닭가슴살샐러드 통곡물모닝빵 1개 무가당오렌지주스 200ml	263 70 100 **433**	산채비빔밥 쇠고기 미역국	400 89 **489**	보리밥 2/3공기 생태찌개 버섯나물 배추김치	200 210 20 20 **450**
Dinner	현미 잡곡밥 1/2공기 양송이버섯찌개 호박잎쌈 해파리냉채 시금치무침	150 143 20 68 20 **401**	콩밥 1/2공기 된장찌개 연두부찜 고추조림 참나물무침	150 124 82 20 20 **396**	보리밥 1/2공기 건새우 아욱국 쇠고기완자조림 오이생채 무나물	150 23 142 20 20 **355**
Snack	저지방우유 200ml 삶은 밤 3개	90 50 **140**	키위 1개	45 **45**	플레인요구르트 1개 포도 1/3송이	125 70 **195**
		1283		**1225**		**1245**

12

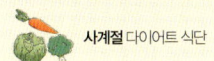 **사계절** 다이어트 식단

Thursday

요리	열량(kcal)
눌은밥	120
두부양념구이 2쪽	106
나박김치	20
	246
보리밥 2/3공기	200
돼지고기김치찌개	150
게살냉채	74
호박나물	20
나박김치	20
	453
조밥 1/2공기	150
불고기	170
고구마줄기볶음	48
상추겉절이	35
도토리묵무침	60
	463
감 1개	100
	100
	1262

Friday

요리	열량(kcal)
잡곡미숫가루	100
저지방우유 200ml	90
귤 1개	40
	230
완두콩 밥 2/3공기	200
순두부찌개	204
버섯나물	20
해초무침	20
깍두기	20
	464
현미 잡곡밥 1/2공기	150
열무 된장국	23
갈치무조림	135
미나리무침	29
숙주나물	20
	357
플레인 요구르트 1개	125
	125
	1176

Saturday

요리	열량(kcal)
팥밥 1/2공기	150
건새우 아욱국	23
멸치고추조림	34
배추김치	20
	227
보리밥 2/3공기	200
청국장찌개	117
콩나물무침	20
무생채	20
김치	20
	377
현미밥 1/2공기	150
콩비지찌개	130
건새우볶음	75
비름나물	20
시금치무침	20
	395
자몽 1/2개	50
저지방우유 200ml	90
	140
	1139

Sunday

요리	열량(kcal)
통곡물식빵 1장	100
저지방치즈 1장	66
무가당오렌지주스 200ml	100
	266
콩나물밥 1공기	240
다진쇠고기볶음	100
시금치 된장국	34
양념간장	20
	394
참치볶음밥	428
미소 된장국	23
열무김치	20
	471
방울토마토 15개	30
	30
	1161

겨울 1

활동량도 적고, 군것질도 많이 하게 되는 겨울은 살이 찌기 쉬운 계절입니다.
이럴 때일수록 군것질보다는 균형 잡힌 식단으로
세끼 식사 꼭 챙기세요.

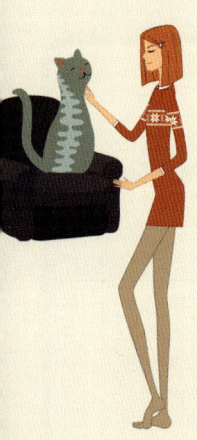

		Monday		Tuesday		Wednesday	
		요리	열량(kcal)	요리	열량(kcal)	요리	열량(kcal)
Breakfast		현미밥 1/2공기	150	통곡물식빵 1장	100	검은콩밥 1/2공기	150
		홍합 미역국	77	스크램블에그	120	콩나물국	20
		감자조림	44	저지방우유 200ml	100	멸치고추조림	34
		무생채	20			김구이	10
			291		**320**		**214**
Lunch		쫄면	450	검정콩 밥 2/3공기	200	검은콩밥 2/3공기	200
		콩나물국	20	근댓국	28	사골 우거지 국	80
		대구전 1개	70	두부양념구이 2쪽	106	조기 1마리	50
				김구이	10	더덕생채	70
				콩나물무침	20	배추김치	20
			540		**364**		**420**
Dinner		현미밥 2/3공기	200	검정콩 밥 2/3공기	200	잡곡밥 1/3공기	150
		북어 달걀 국	136	돼지고기김치찌개	150	미역 수제비	188
		달걀찜	75	어묵조림	132	장조림	50
		도라지오이생채	40	양배추쌈	40	숙주나물	20
		시금치무침	20	참나물	20	호박나물	20
			471		**542**		**428**
Snack		귤 1개	50	플레인 요구르트 1개	125	저지방우유 200ml	90
				귤 1개	50	사과 1/2개	50
			50		**175**		**140**
			1352		**1401**		**1202**

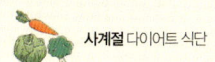 사계절 다이어트 식단

Thursday		Friday		Saturday		Sunday	
요리	열량(kcal)	요리	열량(kcal)	요리	열량(kcal)	요리	열량(kcal)
미숫가루	100	흑미밥 1/2공기	150	야채 죽 1공기	150	인절미구이 4쪽	160
저지방우유 200ml	90	김치 콩나물국	28	동치미	20	저지방우유 200ml	90
오렌지 1개	100	브로콜리초회	20			한라봉 1개	100
		뱅어포구이	74				
	290		**272**		**170**		**350**
초밥 8개	480	흑미밥 2/3공기	200	현미 잡곡밥 2/3공기	200	조밥 2/3공기	200
미소 된장국	23	다시마 무 국	30	순두부찌개	204	제육김치볶음	118
		달걀찜	75	미역오이초채	20	양배추쌈	40
		더덕생채	70	멸치고추조림	34	콩나물무침	20
		배추김치	20	배추김치	20	동치미	20
	503		**395**		**478**		**398**
잡곡밥 1/2공기	150	현미 잡곡밥 1/2공기	150	현미 잡곡밥 2/3공기	200	조밥 1/2	150
시금치 된장국	34	콩비지찌개	130	홍합탕	60	명태코다리구이	120
꽁치구이 1토막	50	시금치무침	20	골뱅이무침	105	김치 순두부 국	88
미역초무침	20	배추김치	20	시금치무침	20	시금치무침	20
감자채볶음	84			무나물	20	콩나물무침	20
	338		**320**		**405**		**398**
플레인 요구르트 1개	125	저지방우유 200ml	90	저지방우유 200m	90	저지방우유 200ml	90
		방울토마토 15알	30	바나나 1개	90	귤 1개	50
	125		**120**		**180**		**140**
	1256		**1107**		**1233**		**1286**

겨울 2

겨울에 더 맛있는 무, 배추, 명태로 식단을 짜 보세요.
찜, 생채 등 칼로리 걱정 없는 조리법으로 요리하면
영양, 칼로리 두 마리 토끼를 잡을 수 있어요.

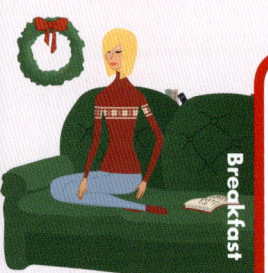

	Monday		Tuesday		Wednesday	
	요리	열량(kcal)	요리	열량(kcal)	요리	열량(kcal)
Breakfast	김치 콩나물 죽 1공기	185	검정콩미숫가루	100	현미 잡곡밥 1/2공기	150
	사과 1/2개	50	저지방우유 200ml	90	장조림	50
			사과 1/2개	50	김구이	10
					동치미	
		235		**240**		**230**
Lunch	현미밥 2/3공기	200	완두콩 밥 2/3공기	200	카레라이스(밥 2/3공기)	534
	설렁탕	170	동태찌개	210	맑은 무 국	20
	깍두기	20	햄야채볶음	115	배추김치	20
			무나물	20		
			배추김치	20		
		390		**565**		**574**
Dinner	현미밥 1/2공기	150	통새우달걀밥찜	350	검은콩밥 1/2공기	150
	새송이버섯찌개	143	콩나물국	20	어묵 국	60
	삼치구이 1토막	75	풋고추장아찌	20	삼치구이 1토막	75
	브로콜리초회	20	두부쑥갓무침	20	시금치무침	20
	콩나물무침	20			배추김치	20
		408		**410**		**325**
Snack	저지방우유 200ml	90	플레인 요구르트 1개	125	저지방우유 200ml	90
	바나나 1개	90	키위 1개	45	귤 2개	100
		180		**170**		**190**
		1213		**1385**		**1319**

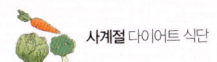 **사계절 다이어트 식단**

Thursday		Friday		Saturday		Sunday	
요리	열량(kcal)	요리	열량(kcal)	요리	열량(kcal)	요리	열량(kcal)
눌은밥	120	인절미 구이 4쪽	160	에그통밀샌드위치	310	굴죽 1공기	142
깻잎장아찌	20	저지방우유 200ml	90	저지방우유 200ml	90	나박김치	20
김구이	10	한라봉 1개	100				
	150		**350**		**400**		**162**
조밥 2/3공기	200	현미 잡곡밥 2/3공기	200	조밥 2/3공기	200	샐러드씬피자 2조각	400
불고기	170	황태 국	230	명태코다리구이	120	무가당오렌지주스 200ml	100
시래기 된장국	53	포항초무침	20	배추나물	20		
해파리냉채	68	깍두기	20	청포묵무침	72		
무말랭이무침	15			통마늘장아찌	20		
	506		**470**		**432**		**500**
현미 잡곡밥 1/2공기	150	기장밥 1/2공기	150	고구마 밥 1/2공기	150	콩나물밥 1공기	240
홍합 미역국	77	쇠고기 무 국	77	바지락 두부 된장국	60	다진쇠고기볶음	100
대구전 2개	140	굴무침	60	버섯불고기	160	양념간장	20
감자조림	44	미역줄기볶음	45	상추겉절이	35	시금치 된장국	34
무생채	20	배추김치	20				
	431		**352**		**405**		**394**
방울토마토 15개	30	플레인 요구르트 1개	125	귤 1개	50	저지방우유 200ml	90
						키위 1개	45
	30		**125**		**50**		**135**
	1117		**1297**		**1287**		**1191**

저인슐린 식단 1

저인슐린 다이어트는 굶거나 한 가지 특정 음식만을 먹지 않고, 당지수가 낮은 음식 위주로 먹음으로써 인슐린 분비를 조절하여 체중을 감량하는 다이어트 방법입니다.

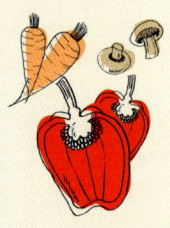

		Monday		Tuesday		Wednesday	
		요리	열량(kcal)	요리	열량(kcal)	요리	열량(kcal)
Breakfast		현미밥 1/2 공기	150	보리밥 1/2 공기	150	호밀빵샌드위치 1/2조각	305
		상추겉절이	35	두부전(120g)	135	저지방우유 200ml	90
		쌈다시마두부말이찜	165	오이냉채	33		
			350		**318**		**395**
Lunch		야채볶음밥	496	현미밥 2/3공기	200	보리밥 2/3 공기	200
		쇠고기 미역국	89	채소달걀말이	130	시금치 된장국	34
		열무김치	20	콩나물겨자채	20	삼치구이 1토막	75
		사과 1/2개	50	김구이	10	깍두기	20
			655		**360**		**329**
Dinner		보리밥 1/2공기	150	메밀국수	400	오곡밥 2/3공기	200
		표고버섯 북엇국	81	연근조림	20	삼치구이 1토막	75
		우엉조림	20	배추김치	20	채소볶음	85
		시금치나물	20	오렌지 1/2개	50	고구마순볶음	20
			271		**490**		**380**
Snack		방울토마토 15개	30	피스타치오 10알	40	포도 1/3송이	70
			30		**40**		**70**
			1306		**1208**		**1174**

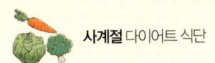 **사계절 다이어트 식단**

Thursday	열량(kcal)	Friday	열량(kcal)	Saturday	열량(kcal)	Sunday	열량(kcal)
요리		요리		요리		요리	
보리밥 2/3공기	200	콩나물밥 1공기	240	보리밥 1/2공기	150	호밀빵토스트	100
미역초무침	20	다시마 무 국	42	쇠고기 미역국	89	햄구이 1쪽	75
시금치달걀말이	130	배추김치	20	닭고기장조림	50	오이양상추샐러드	45
				배추김치	20	(오리엔탈드레싱)	
	350		**302**		**309**		**220**
버섯덮밥	503	참치샌드위치	474	메밀비빔국수	400	현미 잡곡밥 2/3 공기	200
풋고추멸치볶음	84	저지방우유 200ml	90	콩나물국	20	돼지고기김치찌개	150
깍두기	20					시금치무침	20
	607		**564**		**420**		**370**
현미밥 2/3공기	200	김치볶음밥	290	완두 현미밥 1/2공기	150	두부그라탕	258
마파두부	184	달걀 프라이 1개	80	병어조림 2토막	120	무가당오렌지주스 200ml	100
배추김치	20	깍두기	20	가지나물	55	사과 1/2개	50
				취나물	20		
	404		**390**		**345**		**408**
방울토마토 15개	30	저지방우유 200ml	90	딸기 10개	50	바나나 1개	90
	30		**90**		**50**		**90**
	1391		**1346**		**1124**		**1088**

 당지수(Glycemic Index)란?>>
음식이 섭취되어 소화되는 과정에서 얼마나 빠른 속도로 포도당으로 전환되어 혈당 농도를 높이는가를 표시하는 수치입니다.

저인슐린 식단2

미역, 현미 등 신선한 해조류와 가공하지 않은 통곡물은
저인슐린 다이어트에서 추천하는 식품입니다.
식사 후 포만감 지수도 높습니다.

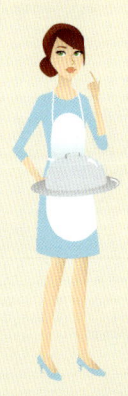

	Monday	kcal	Tuesday	kcal	Wednesday	kcal
Breakfast	우거지된장죽 1공기	250	상큼한 두부요구르트 1컵	136	굴 야채 죽 1공기	250
	배추김치	20	삶은 달걀 1개	75	나박김치	20
			사과 1/2개	50	사과 1/2개	50
		270		**275**		**261**
Lunch	현미 잡곡밥 2/3공기	200	고구마 밥 2/3공기	200	산채비빔밥	400
	청국장찌개	117	쇠고기 미역국	89	쇠고기 미역국	89
	삼치구이 1토막	75	두부김치	110		
	콩나물겨자채	20	가지나물	55		
	배추김치	20	나박김치	20		
		432		**474**		**489**
Dinner	보리밥 1/2공기	150	조밥 1/2공기	150	보리밥 1/2공기	150
	콩나물국	20	시금치 된장국	34	근댓국	28
	명태코다리찜	120	삼치구이 1토막	75	곤약달걀찜	80
	봄동무침	20	양배추쌈	40	채소버섯볶음	85
	미역오이초채	20	오이생채	20	콩나물무침	20
		330		**319**		**363**
Snack	플레인요구르트 1개	125	저지방우유 200ml	90	상큼한 두부요구르트 1컵	136
	바나나 1개	90	딸기 10개	50	피스타치오 10알	40
		215		**140**		**176**
		1247		**1194**		**1289**

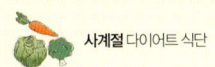 사계절 다이어트 식단

Thursday

요리	열량(kcal)
에그샌드위치	310
저지방우유 200ml	90
	400
현미 잡곡밥 2/3공기	200
다시마 무 국	42
갈치무조림 1토막	135
김무침	20
깍두기	20
	417
회덮밥	480
팽이 된장국	23
	503
오렌지 1개	100
	100
	1420

Friday

요리	열량(kcal)
달걀 미역 죽 1공기	125
삶은 고구마 1/2개	100
오렌지 1개	100
	325
호밀빵연어샌드위치	375
무가당오렌지주스 200ml	100
	475
검정콩 밥 1/2공기	150
아욱국	23
쇠고기산적	225
무나물	20
두부쑥갓무침	20
	438
딸기 10개	50
	50
	1288

Saturday

요리	열량(kcal)
눌은밥	120
두부양념구이 2쪽	106
나박김치	20
	246
구운닭가슴살샐러드	263
통곡물모닝빵 1개	70
무가당오렌지주스 200ml	100
	332
보리밥 1/2공기	150
대구매운탕	210
장조림	50
도토리묵무침	60
숙주나물	20
	490
바나나 1개	90
저지방우유 200ml	90
	180
	1248

Sunday

요리	열량(kcal)
검정콩 밥 1/2공기	150
북어 달걀 국	136
김구이	10
깍두기	20
	316
월남쌈	532
콩나물국	20
	552
현미 잡곡밥 1/2공기	150
실파 맑은국	20
두부샐러드	135
가지나물	55
시금치나물	20
	380
저지방우유 200ml	90
	90
	1338

저인슐린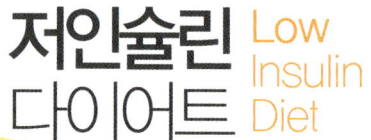
다이어트 Low Insulin Diet

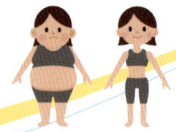

저인슐린 다이어트는 단백질을 섭취하는 황제 다이어트의 단점을 보완한 다이어트로, 당 지수가 낮은 음식 위주로 먹음으로써 인슐린 분비를 되도록 적게 하여 체중을 조절하는 다이어트 법이다. 다이어트 감량 효과뿐만 아니라 당뇨병, 고혈압, 고지혈증 등 비만으로 인한 합병증을 예방하는 효과도 있다.

당 지수가 낮은 식품을 찾아라

당 지수가 낮은 식품은 날것으로 먹는 음식, 조리를 거의 하지 않은 음식, 딱딱한 음식, 정제하지 않은 음식, 식이 섬유가 풍부한 음식들이다. 채소류, 버섯류, 해조류, 견과류나 콩류, 육류, 생선, 유제품, 달걀 등이 당 지수가 낮은 식품에 해당한다.

과일 오렌지(31), 딸기(29), 바나나(55)
채소 잎채소, 버섯류, 오이, 무, 피망, 브로콜리(15~30)
주식 통곡물 스파게티(50), 현미(56), 보리빵(58), 메밀국수(59)
고기, 생선 등푸른생선(40), 닭고기(45)
간식 플레인 요구르트(25), 푸딩(52)

당 지수가 낮은 식품

과일 수박(60), 파인애플(65)
채소 당근(80), 감자(90), 호박(65), 옥수수(70)
주식 흰 쌀밥(84), 식빵(91), 바게트(93), 스파게티(65), 콘 플레이크(75)
고기, 생선 베이컨(49), 어묵(51)
간식 아이스크림(65)

당 지수가 높은 식품

저칼로리 조리법

짠 음식을 멀리하라

짠 음식을 먹으면 침샘이 자극받아 소화 효소가 분비되어 자연스럽게 식욕이 생기고, 무의식중에 식사량이 늘어 과식이나 폭식을 하게 된다. 짠 음식을 먹으면 식욕을 자극하는 것도 문제지만 짜다는 생각에 자연스럽게 밥의 섭취량이 늘어나는 것이 더 큰 문제다. 그래서 영양학자들은 고칼로리 음식을 섭취하는 것보다 짠 음식을 섭취하는 것이 더 위험하다고 말한다.

조리법 노하우
- ▶ 조리할 때 소금, 간장, 조미료의 양을 줄이고 천연 조미료를 첨가하면 염분을 떨어뜨리면서 요리의 풍미를 더할 수 있다. 재료 자체에 짠맛을 함유한 멸치 가루, 다시마 가루, 보리새우 가루 등을 활용한다.
- ▶ 통후추, 마늘, 생강 등 향이 강한 향신료를 사용하면 염분을 줄여도 음식 맛을 제대로 살릴 수 있다.
- ▶ 신선초, 케일, 부추 등 쓴맛이 강한 채소는 짠맛을 중화시킬 수 있는 재료이다. 채소로 녹즙을 만들어 간장이나 된장 등에 섞어 사용하면 염분도 적게 섭취하면서 녹즙을 통해 영양도 보충할 수 있다.
- ▶ 짠맛 대신 식초나 레몬 등을 사용해 새콤한 맛을 살리고, 향미가 좋은 식재료로 요리할 때는 여분의 양념 대신 원재료가 가진 향만으로 조리한다.

조리할 때는 찌거나 굽고 데친다

똑같은 식재료로 요리해도 음식의 조리 방법에 따라 칼로리는 확연히 달라진다. 조리 방법 중 지방이 추가되는 방법은 비만 환자에게는 독이나 다름없다.

조리법 노하우
- ▶ 꼭 튀김 요리를 해야 할 때는 튀김옷을 얇게 입힌다.
- ▶ 기름에 튀길 때 낮은 온도에서 조리하면 튀기는 시간이 길어져 기름의 흡수가 많아지니 적정온도에서 조리한다.
- ▶ 당근, 우엉처럼 단단한 식재료를 볶을 때는 미리 물에 데친 다음 조리하면 기름의 흡수를 줄일 수 있다.

조리가 간편한 식품을 멀리하라

부담 없이 간편하게 조리할 수 있는 식품은 늦은 시간이나 저녁을 먹은 직후라도 또다시 음식을 섭취하고 싶은 욕구를 느끼게 한다. 차라리 귀찮고 힘들게 조리하는 음식이 다이어트에 도움된다.

조리법 노하우
- ▶ 요리할 때 염분 함량이 높은 즉석식품이나 만들기 쉬운 즉석 소스, 드레싱류 대신 원재료를 구입해 직접 조리한다. 음식이 가진 고유의 향을 이용하면 양념류의 사용을 줄일 수 있다.

다이어트 레시피 1

구운닭가슴살샐러드

열량 263kcal

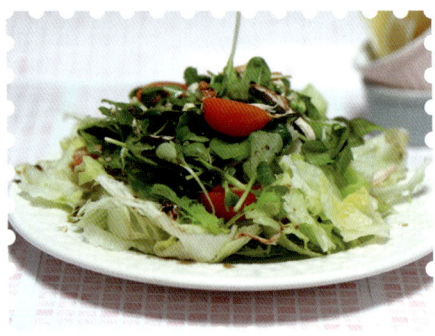

같이 먹으면 좋은 음식
통곡물모닝빵 1개   70kcal
무가당오렌지주스 200ml   100kcal

재료(2인분)

닭가슴살 200g, 샐러드 채소 40g(양상추, 베이비채소, 치커리 등), 방울토마토 5알, 아몬드 5알, 올리브유 1작은술
발사믹 드레싱(발사믹 식초 4큰술, 올리브유 1큰술, 다진 마늘·양파 1작은술)
*닭가슴살 밑간(소금 1/2작은술, 후춧가루 약간, 생강즙 1작은술, 청주 1큰술)

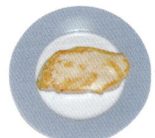 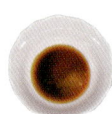 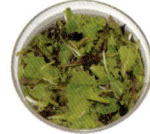 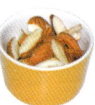

만드는 방법

1. 닭가슴살 가운데에 칼집을 넣어 넓게 펼친 후 밑간한다. 30분 정도 후에 팬에 올리브유를 살짝 두르고 밑간한 닭가슴살을 넣고 중간 불에서 타지 않게 앞, 뒤로 노릇하게 굽는다. 닭가슴살을 길게 찢는다.
2. 팬에 발사믹 드레싱 재료를 넣고 한소끔 끓인 후 식힌다.
3. 샐러드 채소를 흐르는 물에 씻어서(양상추를 손으로 자른다) 찬물에 담가 두었다 건진다.
4. 아몬드를 굵게 다진다.
5. 접시에 닭가슴살, 샐러드 채소, 방울토마토, 아몬드를 담고 발사믹 드레싱을 뿌린다.

다이어트 레시피 2

토마토 가지 쇠고기 샐러드   열량 288kcal

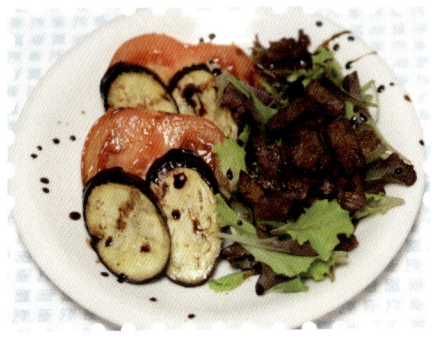

같이 먹으면 좋은 음식
통감자구이 1개   100kcal
무가당오렌지주스 200ml   100kcal

재료(2인분)

토마토 1개, 가지 1개, 쇠고기(등심) 200g, 샐러드 채소 45g, 청주 1큰술, 소금, 후추 약간
간장 드레싱(식초 4큰술, 맛술 1큰술, 레몬즙 1큰술, 액젓 1큰술, 간장 2큰술, 다진 마늘 1작은술, 올리고당 1작은술)

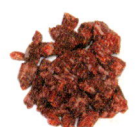 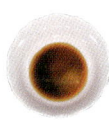 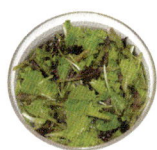 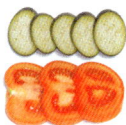

만드는 방법

1. 쇠고기를 깍둑썰기하여 청주 1큰술과 소금, 후추를 조금 넣고 10분 정도 재운 후 팬에 볶는다.
2. 팬에 분량의 간장 드레싱 재료를 넣고 한소끔 끓인 후 식힌다.
3. 샐러드 채소를 씻어서 찬물에 담가 두었다 건진다.
4. 토마토와 가지를 1cm 두께로 썬다. 팬에 올리브 오일을 살짝 바르고 가지를 굽는다.
5. 접시에 토마토, 가지, 샐러드 채소, 쇠고기를 담고 간장 드레싱을 뿌린다.

다이어트 레시피 3

상큼한 두부요구르트

열량 136kcal

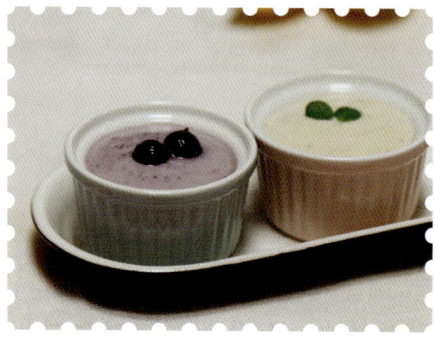

같이 먹으면 좋은 음식
딸기 5개　　　　　25kcal
사과 1/2개　　　　50kcal

재료(2인분)

두부 90g, 두유 100ml, 바나나 1/2조각, 블루베리(또는 딸기 4개) 1컵,
레몬즙 2큰술, 올리고당 2큰술, 소금 1/2작은술

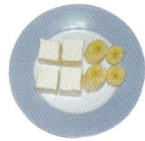 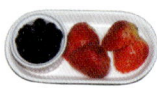 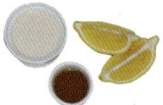 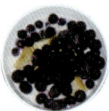

만드는 방법

1. 두부를 끓는 물에 살짝 데친다.
2. 두부와 바나나를 4등분으로 자른다.
3. 블루베리를 컵에 담고 딸기를 반으로 자른다.
4. 블렌더에 2, 3과 분량의 두유, 레몬즙, 올리고당, 소금을 넣고 블렌더에 갈아 준다.

다이어트 레시피 4

통새우달걀밥찜

열량 350kcal

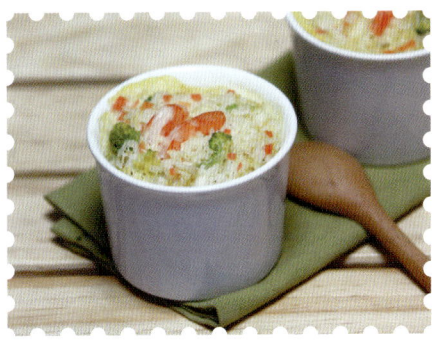

같이 먹으면 좋은 음식
콩나물국	20kcal
풋고추장아찌	20kcal
배추김치	20kcal

재료(2인분)
현미밥 1공기 반, 달걀 4개, 새우 4마리, 양파 1/2개, 팽이버섯 1/2개,
브로콜리 1/6개, 당근 1/2개, 다시마 육수 1/2컵, 다진 마늘 1작은술, 액젓 1작은술, 소금·후추 약간

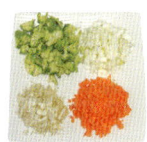 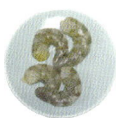 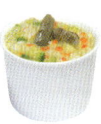

만드는 방법
1. 양파, 팽이버섯, 브로콜리, 당근을 다진다.
2. 새우를 손질(머리와 꼬리를 떼고, 껍질을 벗긴다. 새우 배 쪽에 칼집을 넣어 내장을 제거)한다.
3. 볼에 분량의 다시마 육수, 달걀을 넣고 잘 풀어 준다.
4. 3에 현미밥, 다진 채소, 다진 마늘, 액젓, 소금을 넣고 골고루 섞는다. 손질한 새우를 밥위에 얹는다.
5. 4를 찜통(또는 전자레인지 4분)에 넣고 15분 정도 찐다. 젓가락으로 찔렀을 때 달걀이 묻어나지 않으면 불을 끈다.

요리_ S Diet Style

식재료별 조리 테크닉

칼로리를 줄일 수 있는 조리 테크닉을 이용하면 먹고 싶은 음식을 먹으면서도 즐겁게 다이어트 할 수 있다.

쇠고기, 돼지고기
1. 햄, 소시지 등 가공식품보다는 칼로리도 더 낮고 영양가도 높은 생고기를 이용한다.
2. 지방 함량이 많은 갈비, 등심, 삼겹살 등의 부위보다는 살코기를 이용하고, 기름기는 반드시 제거하거나 뜨거운 물에 삶아서 기름을 걷어낸 뒤 사용한다.
3. 구이를 할 때는 석쇠나 오븐, 전자레인지를 사용하면 좋다.
4. 지방 함량이 많은 부위를 요리할 때는 두부, 채소, 버섯 등을 함께 넣으면 부피감을 늘리고 칼로리를 줄일 수 있다.

닭고기
1. 닭고기는 껍질에 지방의 대부분이 있으므로 껍질을 제거하고 조리하면 고단백 저칼로리 식품으로 다이어트에 매우 좋은 식품이다.
2. 지방이 적은 안심이나 가슴살 부위는 찜이나 냉채 등으로 요리하는 것이 좋다.

두부
1. 두부는 기름 흡수율이 상당히 높으므로 기름에 조리하지 말고 끓는 물에 살짝 데치거나 전자레인지를 이용하여 데워서 먹는 것이 좋다.
2. 유부는 기름에 튀겨 만든 것이므로 반드시 끓는 물에 데친 후 물기를 짜내야 기름기를 제거할 수 있다.

채소 및 해조류
1. 제철 채소는 되도록 생으로 먹는 것이 칼로리도 낮고, 영양적으로도 가장 좋다.
2. 샐러드로 먹을 때는 식초나 레몬즙 또는 저열량 소스를 사용한다.
3. 튀김이나 볶음보다는 생채나 냉채, 샐러드, 나물이나 무침 또는 전자레인지 등을 이용하여 쪄서 먹는다.
4. 미역국을 끓일 때 고기를 참기름에 볶아 넣는 대신 굴이나 모시조개를 넣으면 칼로리를 낮출 수 있다.

MEMO

MEMO

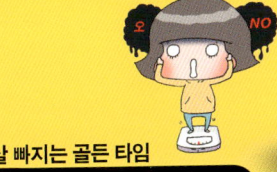

굶지 않고 살 빼는 저녁 다이어트 혁명이 시작된다

체중 감량의 근본적인 해결책은
바로 저녁 식사와 시간 관리에 있다.
단지 6시 이후에 아무것도 먹지 않으면
될 것이라는 안일한 생각은 버려라.

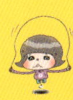

무엇을 어떻게 잘 먹고, 언제 어떻게 운동하느냐가
요요 현상 없는 다이어트 성공률을 높인다.

이제 다이어트도
전략이다!

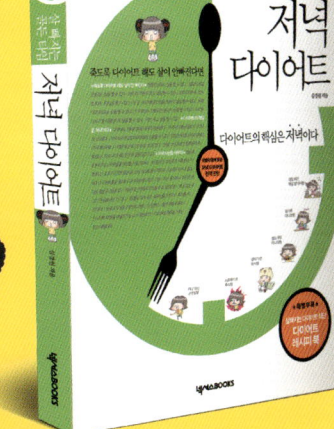

살 빠지는 골든 타임
저녁 다이어트

심경원 지음 | 사륙배판 변형 | 올컬러 | 264쪽 | 14,000원(별책 부록 포함)

Diet
Menu
Book

넥서스BOOKS

〈저녁 다이어트〉 별책 부록 · 문예마당

저녁 시간에는 칼로리가 더디게 소모된다

★ 밤에 먹는 것은 정말 다 살로 간다

"밤에 먹는 것은 정말 다 살로 간다는 것이 사실이냐?"는 질문은 방송, 병원, 일상생활에서 가장 많이 받는 질문이다. 안타깝게도 사실이다. 같은 양의 음식을 먹어도 야식은 비만에 더 해롭다. 이것은 몸의 자율 신경계 활성과 관련이 있다.

자율 신경은 교감 신경과 부교감 신경으로 나뉘는데 이 중 교감 신경은 주로 긴장할 때 작동하고 활동하면서 필요로 하는 에너지의 공급을 돕는다.

반대로 에너지를 저장하도록 하는 부교감 신경계는 몸의 피로를 풀고 낮에 사용한 에너지를 보충하기 위해 섭취한 에너지를 축적하는 역할을 한다. 때문에 저녁에 음식 섭취 후 활동을 한다고 해도 낮과 같은 에너지 소모율은 나타나지 않는다. 다시 말해 교감 신경이 살을 뺀다면 부교감 신경은 살을 찌우는 역할을 한다. 낮에는 교감 신경의 작용이 활발해 에너지를 소모하려는 경향이 강한 반면, 밤이 되면 부교감 신경이 활발해지면서 몸은 에너지를 축적하려고 한다. 따라서 부교감 신경이 활발한 밤에 먹은 음식은 에너지 소모가 잘 안 돼 쉽게 살이 찌는 원인이 될 뿐만 아니라 잠을 자는 동안에는 수분 대사가 잘 이뤄지지 않아 몸이 많이 붓게 된다. 또한 수면 리듬도 파괴되어 비만을 더욱 악화시킬 수 있다.

밤에 먹는 음식이 체중을 증가시키는 원인이 되는 이유는 다음과 같다. 똑같은 음식을 아침과 저녁에 섭취한다면 오전에 섭취한 음식의 칼로리는 우리가 활동하는 동안 에너지로 쓰이게 된다. 하지만 저녁에 섭취한 칼로리는 대부분 소비되지 않고 우리 몸에 쌓이게 된다. 이때 식후 분비된 인슐린이 지방을 축적시킬 뿐 아니라 잠자는 동안 분비되는 성장 호르몬이 남은 칼로리를 지방으로 저장하는 작용을 강화시켜 비만을 초래한다. 특히 복부 비만의 주요인이 된다.

"저녁을 늦게 먹은 만큼 더 늦게 자면 되는 것 아니냐?"라는 질문도 많이 하지만 대답은 "아니다."이다. 저녁 시간이 되면 각자의 수면 시간, 활동 시간을 떠나 인체가 칼로리를 제대로 소비하기 힘든 조건으로 바뀌기 때문에 늦게 먹고 그만큼 늦게 자는 것은 그다지 효과가 없다. 오히려 생활 패턴을 흐트러뜨려 악순환을 일으킬 수 있다. 저녁 시간에는 가벼운 식사를 즐기면서 과식하지 않고 규칙적인 식습관을 들이는 것이 무엇보다 중요하다.

야식은 살만 찌우는 게 아니라 건강을 위협한다

야식을 하게 되면 비만의 위험에만 노출되는 것이 아니다. 밤에 먹으면 일단 섭취한 칼로리가 그대로 축적되기 때문에 특히 복부에 내장 지방이 축적되고, 잠자리 전의 야식은 위와 식도의 괄약근이 열리면서 위안의 음식이 식도로 역류하게 만들어 식도염을 유발한다. 복부 비만이나 식도염 같은 위장 장애는 야식으로 인해 가장 흔하게 발생할 수 있는 질병이다.

지속적으로 야식을 먹으면 수면 장애, 신경 장애, 위궤양, 고혈압, 심근경색, 당뇨 등의 질병을 유발함으로써 수명까지 단축시킬 수 있다. 더 이상 비만은 그저 '살이 찌는 것'에서 머무르는 문제가 아니다. 엄연히 비만은 본인의 의지로 치료를 받고 고쳐야 하는 질병이다. 야식 역시 밤에 허기를 달래기 위해 섭취하는 음식이 아닌, 질병을 야기시키는 원인이라 할 수 있다.

비만은 비만에서만 그치는 질병이 아니다. 각종 질병을 동반하기 때문에 더 큰 문제를 안고 있다. 특히 생체 리듬의 균형이 깨지면서 자율 신경계의 부조화가 생겨 피로감이나 어지러움 등이 발생하는데, 장기적으로는 면역 체계에도 손상을 주어 암 발생 위험을 높인다. 덴마크 코펜하겐 암 연구소는 연구 결과, 밤에 일하는 여성은 유방암 발생 확률이 50%나 증가한다고 발표했다.

18세 이후에 체중이 10kg 이상 증가한 여성이 폐경기 이후 유방암에 걸릴 확률은 체중을 일정하게 유지한 여성에 비해 두 배나 높다. 과도한 체지방이 혈액 속의 에스트로겐 양을 증가시켜 유방암 발생 가능성을 높일 뿐만 아니라 수면을 유도하는 멜라토닌의 작용이 악화되어 암 발생 위험을 높인다. 때문에 비만인 여성이 정상 체중인 여성에 비해 자궁암에 걸릴 위험은 3~4배나 높은 것으로 알려져 있다. 이 밖에도 월경 불순, 불임 등의 각종 여성 질병을 가져올 수 있다.

몸이 비만해지면 그만큼 많은 양의 혈액을 필요로 한다. 따라서 혈액의 양이 증가하고, 심장은 과부하가 걸린다. 체중이 정상 체중보다 20%가 증가하면 고혈압의 발병 가능성은 무려 10배나 높아진다. 반대로 비만인 고혈압 환자가 체중을 5kg 정도 감량하면 수축기 혈압은 10mmHg, 확장기 혈압은 5mmHg 정도까지 낮출 수 있다.

이 밖에도 당분해가 제대로 되지 않아 당이 축적되어 소변으로 빠져나가는 당뇨병이나 혈액 중에 지방 성분이 많아지는 고지혈증을 일으키기도 한다. 동맥경화, 협심증, 심근경색증 등의 혈액, 혈관 관련 심장 질환의 발병 원인이 되기도 하고 비만한 남자 환자들에게선 지방간의 발생 빈도도 매우 높다.

이 같은 현상은 술자리를 자주 갖는 사람들에게서 많이 나타난다. 일상생활을 하면서 비만 환자들이 압도적으로 많이 앓는 질병은 바로 퇴행성관절염이다. 무릎과 허리는 체중에 의해 많은 스트레스를 받게 되고 그만큼 관절에는 무리가 따르게 마련이다.

이렇게 외적으로 드러나는 질병 외에도 심리적인 질병도 발생한다. 특히 젊은 여성 비만 환자에게서 많이 나타나는 증상으로 본인이 뚱뚱하다는 것을 부끄럽게 여겨 심리적으로 위축되는 데서 비롯한 질병들이 많다. 불안, 우울, 대인기피증과 같은 증상이 대표적이며 의욕을 잃고 비관하기도 한다.

이와 반대로 비만 환자가 다이어트에 성공하면 신체가 건강해지는 것은 물론이고 의욕과 자신감을 되찾게 된다. 또한 긍정적인 사고방식을 갖게 되기도 하고 심리적으로 상당히 여유로워진다.

야식은 담배를 피우는 것만큼 나쁜 결과를 가져온다. 야식은 비만의 원인이 되고 또 다른 질병들의 원초적인 발단이 되어 다이어트 때문만이 아니라 건강을 위해서도 금해야 한다. 다른 질병들의 발병 원인이 되는 비만을 이제 더 이상 방치해서는 안 된다.

저녁 식사만으로도 다이어트에 성공할 수 있다

⭐ 아침, 점심보다 중요한 저녁

앞에서도 강조했지만 올바른 저녁 식습관은 다이어트에서 가장 중요한 과제다. 저녁을 어떻게 먹느냐가 다이어트의 성패를 좌우한다고 해도 과언이 아니다. 하루 내내 운동도 하고 칼로리를 계산하며 식단에 맞춰 아침과 점심을 먹었다고 해도 저녁 시간에 각종 밀가루 음식과 튀김, 고기, 매운탕에 밥 두 공기까지 먹었다면 그날의 노력은 모두 물거품이 된다. 밤에 먹는 간식과 야식은 어떠한가. 간식과 야식으로 다이어트에 실패했다면 이는 저녁 식사에 문제가 있다는 증거다.

에너지 소모가 낮에 비해 현저히 떨어지는 저녁 시간. 낮에는 조금 배불리 먹더라도 활동하면서 에너지를 쉽게 소모할 수 있지만 저녁 시간에는 아무거나 아무렇게나 먹으면 안 된다. 지방은 적고, 섬유질과 단백질은 풍부한, 포만감은 느껴지지만 부담스럽지는 않도록 똑똑한 저녁 식사 계획을 세워야 한다.

필자는 환자들과 상담할 때 늘 저녁 식사 얘기를 먼저 꺼낸다. 저녁 식사의 시간, 양, 장소 등과 관련된 평소의 식습관과 좋아하고 싫어하는 저녁 메뉴들에 관한 이야기들이다. 환자들 역시 저녁 식사에 대해 가장 궁금해한다. "어떻게 하면 다이어트에 성공할 수 있을까?"라는 질문의 답은 바로 저녁 식사이다. 적당한 운동과, 올바른 생활 습관, 수면을 취하는 방법, 음식의 유혹을 물리치는 방법들은 모두 저녁 식사, 저녁 습관과 가장 밀접한 관련이 있다.

놀라운 다이어트 효과의 비밀이 꼭 엄청난 노하우에 있는 것은 아니다. 실제로 다이어트에 성공한 수많은 사례 중에 저녁 식사만 조절했을 뿐인데도 놀라운 성과를 거둔 경우가 많다.

아무리 열심히 운동해도 저녁에 과식하면 소용없다. 아침도 굶고 점심까지 굶었어도 늦은 저녁에 폭식하면 아무 의미가 없다. 그만큼 저녁 식사의 중요성은 아무리 강조해도 지나치지 않다.

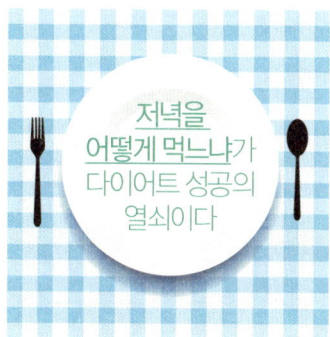

저녁, 어떻게 먹어야 할까?

무조건 먹지 않고 버틸 때까지 버티는 것, 다이어트에 좋다는 한 가지 음식만 계속 먹는 것, 혹은 다이어트에 효과가 있다는 약물을 장기간 복용하는 것, 먹고 싶은 음식들을 무조건 참는 것 등은 절대로 성공할 수 없는 다이어트 방법이다.

그렇다면 다이어트에 성공할 수 있는 방법은 무엇일까? 다소 교과서적인 방법이지만 잘못된 식습관을 바로잡고 저녁 식사에 신경 쓰는 것이 가장 좋은 방법이다. 저녁 식사에 신경을 쓴다는 것은 칼로리가 낮은 음식만으로 짜여진 식단으로 매일매일 버티는 것도, 무조건 저녁을 굶는 것도, 밥 두 공기 먹던 사람이 하루아침에 반 공기로 줄이는 것도 아니다.

자신의 비만 원인을 파악하고 잘못된 식습관을 조금씩 고쳐 나가면서 영양가 있는 음식을 섭취하고, 그 양을 차차 줄여가는 것이 가장 이상적인 저녁 식사 습관이다.

다이어트를 하는 사람 대부분은 빠른 시일 안에 체중을 줄이고자 무조건 굶는 식의 무리한 방법을 시도했다가 건강만 해치고 어김없이 요요 현상을 겪게 된다. 다이어트는 보다 건강한 삶을 살기 위한 생활 개선이라고 봐야 한다. 그러기 위해서는 서서히 줄어드는 체중과 조금씩 바뀌는 생활 습관에 몸이 적응해 나가는 것이 바람직하다. 그 중 저녁 식습관을 바꾸는 것이 가장 중요하다.

　우선 저녁에는 탄수화물의 섭취를 제한할 필요가 있다. 대부분의 탄수화물 식품은 혈당의 수치를 증가시켜 비만하게 만드는 것은 물론이고 숙면도 방해한다. 또한 저녁 과식은 위장 등 소화기에 부담을 주고 하루 종일 열심히 일한 장기를 쉴 수 없게 만들어 몸에 무리를 줄 수 있다. 약간 배가 고프다는 느낌이 들 정도로만 음식을 섭취하는 것이 가장 이상적이다.

　무엇보다 가공, 정제되지 않은 자연식품 즉, 식이 섬유소가 풍부한 거친 식물 위주의 식사가 바로 건강한 저녁 식사의 핵심이다. 섬유소는 씹고 삼키는 데 시간이 오래 걸리며 위장에 오래 머물러 포만감을 줌으로써 과식을 막아 준다. 또한 지방 배설을 돕고 과도한 탄수화물의 흡수도 줄여 인슐린 분비를 감소시킴으로써 지방 분해 작용을 도와주어 비만 예방에 좋다. 또한 단백질 보충을 위해 콩, 두부, 생선이나 기타 해산물, 계란, 껍질 벗긴 닭가슴살 중에서 골라 100~150g 정도를 섭취한다.

　저녁을 가볍게 먹으라는 것은 영양가 없는 식품을 소량 섭취하라는 것과는 전혀 다른 말이다. 포만감을 줄 수 있는 식품을 골라 질 좋은 영양을 충분히 보충할 수 있는 식사를 하는 것이 중요하다. 다이어트를 위해 가장 핵심이 되는 저녁 식사. 올바른 저녁 식습관을 기르는 것이 다이어트의 성공 여부를 결정한다.

아침 운동보다 저녁 운동이 다이어트에 좋다

★ 비만 환자에게 아침 운동은 위험이 따른다

체중 감량을 위해서 운동을 시작하는 사람들이 많다. 하지만 이들의 운동 시간은 모두 제각각이다. 새벽 운동을 즐기는 사람, 점심 식사를 하고 운동하는 사람, 저녁 식사 전이나 후에 운동하는 사람. 과연 어떤 사람이 다이어트에 가장 큰 효과를 볼까?

많은 사람들이 상쾌한 공기를 마시고 개운한 느낌으로 하루를 시작할 수 있다는 이유로 아침 운동을 고집한다. 하지만 사실 아침 운동은 체중 감량에 있어 저녁 운동에 비해 그 효과가 떨어진다. 특히 고혈압이나 당뇨가 있는 사람에게 아침 운동은 오히려 해가 될 수도 있다. 오전 8~10시에 심장마비에 걸릴 위험이 오후 6~8시 보다 두 배나 높다는 연구 결과도 있다.

혈압은 보통 아침에 잠자리에서 막 깬 뒤가 하루 중 가장 높다. 이때 측정한 혈압은 당일 최저 혈압보다 20% 가까이 높다. 비만 환자는 앞에서도 말했듯 고혈압, 심근경색, 당뇨 등 각종 질병을 동반한다. 따라서 아침 운동은 비만 환자에게는 각별한 주의를 요한다.

이와 반대로 저녁 식사 전이나 후에 유산소 운동을 하면 다이어트에 매우 효과적이다. 최근 미국 시카고대 연구 결과에 따르면, 저녁 7시 이후에 하는 야간 운동이 낮 운동보다 운동 효율이 훨씬 높은 것으로 나타났다. 그 이유는 오후 7시 이후 운동을 하면 부신 피질 호르몬과 갑상선 자극 호르몬 분비량이 증가하기 때문이다. 이들 호르몬은 신진대사를 증가시키며 신체의 각성도를 높여 운동 효율을 증대시킨다.

　저녁 운동의 종류는 재미있고 안전한 것으로 선택하고, 가끔 운동법을 바꿔 주는 것도 좋다. 하지만 몸이 휴식을 취해야 할 한밤 중에 너무 무리한 운동을 하는 것은 생체 리듬을 거스르는 것이다. 저녁 운동은 저녁을 먹고 한두 시간 뒤에 가볍게 해 주는 것이 좋다. 강도 높은 운동은 교감 신경을 자극해 뇌가 예민해지고 불면증을 가져올 수 있다는 사실을 기억하자. 점심을 20~30분 만에 서둘러 먹고 남은 시간을 운동에 할애하거나 저녁을 굶고 무리한 운동을 하는 것은 오히려 소화도 안 되고 운동 효과도 떨어진다.

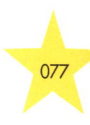

　저녁 운동은 운동 후 잠잘 때 뇌에서 멜라토닌과 성장 호르몬의 분비를 촉진시키기도 한다. 성장기 청소년들은 키를 크게 하고, 성인은 면역력 증가와 더불어 피부 노화 방지 효과까지 기대할 수 있으니 일석이조라 할 수 있다.

운동도 편식해서는 안 된다

식사를 할 때 곡류, 채소, 과일, 육류 등을 골고루 먹어야 하듯 운동도 편식은 곤란하다. 유산소 운동과 근력 운동, 스트레칭 등의 운동을 적절히 함께 해 주는 것이 운동 효과를 높일 수 있는 방법이다. 유산소 운동이 불필요한 지방을 태운다면 근력 운동은 근육을 키워 기초 대사량을 증가시킨다. 스트레칭은 뭉친 근육을 풀어 주고 스트레스를 해소하는 데 도움을 준다. 빨리 걷기, 달리기, 자전거, 수영, 에어로빅, 인라인 스케이팅 등은 대표적인 유산소 운동이고 윗몸 일으키기, 팔 굽혀 펴기, 덤벨 운동 등이 집에서 간단히 할 수 있는 근력 운동이다.

운동으로 원하는 부위의 살만 뺄 수 있다면 얼마나 좋을까? 다이어트를 시도하는 사람들이 가장 빼고 싶어 하는 부위는 아랫배, 옆구리, 허리, 가슴, 얼굴, 허벅지 순으로 나타났다. 하지만 운동을 해서 살이 빠지는 데는 순서가 있다.

가장 먼저 살이 빠지는 부위는 얼굴이다. 혈관이 발달해 혈액 순환이 잘 되는 곳은 비교적 살이 잘 빠지고 그렇지 않은 곳은 잘 빠지지 않는다. 정리를 한다면 살은 상체부터 빠진다고 보면 된다. 얼굴부터 복부, 어깨와 팔, 가슴, 등, 엉덩이, 허벅지, 종아리 순으로 빠진다.

반대로 살이 찌는 순서는 나이가 어릴수록 엉덩이와 허벅지, 종아리, 얼굴,

복부, 팔뚝, 가슴, 어깨 순이며 나이가 많을수록 복부 쪽이 먼저 찐다.

　간혹 부분적으로 살 빼기를 원해서 부분 운동만을 하는 사람이 있다. 하지만 특정 부위의 살만 골라 빨리 빼는 방법은 없다. 예를 들어 복부를 빼고 싶어 다른 운동은 모두 생략하고 오로지 윗몸일으키기만 한다고 해서 복부의 지방이 몰라보게 감소하지는 않는다.

유산소 운동과 근력 운동을 효율적으로 병행하면서 지방을 소모하고 근육량을 증가시켜야 한다. 이와 함께 스트레칭으로 사용하지 않던 근육을 움직여 풀어 주면서 몸의 전체적인 라인을 잡는 것이 가장 바람직한 운동법이다.

　편식하지 않는 올바른 운동 습관은 체중 감소는 물론, 하루 동안 스트레스로 지친 자율 신경의 기능을 향상시켜 소화 불량과 두통, 변비와 설사, 불면증 같은 증상들을 개선하는 데 도움을 준다. 운동 후에는 약간 차가운 물로 체열을 식혀 줘야 하며, 사우나나 장시간 온탕욕은 숙면을 방해하기 때문에 삼가는 것이 좋다.

잠만 잘 자도 다이어트 효과 있다

⭐ 잠을 잘 자면 정말 살이 빠질까?

야식을 피하기 위해 일찍 잠자리에 들라고 권하기도 하지만 더 큰 이유는 숙면이 다이어트에 효과적이기 때문이다. 더 엄밀히 말하자면 얼마나 많은 시간을 잤느냐 하는 것보다 어떻게 잤느냐가 중요하다. 올바른 자세로 3~4시간이라도 숙면을 취하는 것이 다이어트에는 더 효과적이다.

사람은 잠을 잘 때 신진대사가 가장 활발해진다. 사람마다 물론 차이는 있겠지만 밤 11시에 취침하고 아침 7시에 일어나는 것이 가장 이상적이다. 잠들기 시작해서 1~2시간 후가 깊은 잠에 빠지는 시간인데 이때가 신진대사가 가장 활발해지는 시간대이기도 하다.

보통 새벽 3시 정도에 분비되는 멜라토닌 호르몬은 혈액 내에서 순환한다. 멜라토닌은 몸의 생체 리듬을 조절하는 가장 중요한 호르몬으로 잠이 들고 깨어나는 것, '배가 고프다'는 신호를 보내 밥을 먹게 하는 것, 운동을 효율적으로 하게 하는 등 신체의 여러 장기를 조율하고 행동을 지시하는 호르몬이라 할 수 있다. 이 호르몬은 어두운 곳에 있거나 잠들었을 때만 분비된다. 새벽 늦게까지 깨어 있는 사람들은 호르몬 분비가 어려워져 피부도 푸석푸석해지고 이튿날 전반적인 생체 리듬도 망가지게 된다.

신체는 수면을 취하면서 하루의 피로를 풀고 다음날을 준비한다. 하지만 자야 할 시간에 자지 못함으로써 생체 회복이 늦어지거나 이뤄지지 못하면 스트레스 저항력 또한 감소한다. 뿐만 아니라 공복감, 포만감도 제대로 인식하지 못하기 때문에 먹고 또 먹어도 배가 부르지 않는 상태가 된다. 결국 과식을 하게 되고 불규칙한 식습관을 갖게 된다.

사람의 몸은 잠을 자는 동안에도 노폐물을 계속 몸 밖으로 배출하고 있다. 체내의 노폐물을 배출시키는 작용은 수면 시간 중, 특히 새벽 12~2시 사이에 가장 활발히 진행된다. 항상 수면 부족인 상태가 되면 노폐물이 몸 안에 쌓여 내장에 부담을 주게 되고, 신진대사가 나빠져 몸 밖으로 노폐물을 배출할 수 없는 상태가 된다. 충분한 수면을 취하게 되면 몸의 배설 작용이 좋아져 몸 안의 노폐물이 자연스럽게 몸 밖으로 배출되고, 수분이 배출되기 때문에 몸이 붓는 증상도 완화시킬 수 있다.

숙면을 취하기 위해서는 올바른 수면 자세 또한 중요하다. 등에서 허리, 엉덩이로 이어지는 척추가 부드러운 S자 곡선을 이루는 자세가 가장 바람직하다. 너무 푹신푹신한 침대는 엉덩이가 밑으로 꺼져 S자 모양의 척추를 만들 수가 없다. 너무 베개를 높게 베면 목에 부담을 주는 것은 물론 자칫하면 목뼈가 휠 수도 있다. 목에 부담을 주지 않는 높이의 부드러운 베개가 좋다.

옆으로 누워 자거나 엎드려 자는 것보다 천장을 보고 바로 누워 자는 것이 가장 바람직하다는 사실을 잊지 말자. 취침 전 TV를 장시간 보거나 PC를 오랫동안 사용하면 시신경이 흥분되어 제대로 숙면을 취하기가 어려워진다. 때문에 취침 2시간 전에는 TV나 PC 사용을 자제하는 것이 좋다.

미국 오하이오 주의 케어웨스턴리저브대학의 산제이 파텔 교수 팀은 지난 16년 동안 연구한 수면과 비만에 관한 연구 결과를 발표했다. 연구 결과에 따르면 하루 5시간 미만을 자는 여성들은 7시간 이상 자는 여성들보다 몸무게가 평균 2.4kg이 더 나갔다. 이후 2002년까지 조사 대상자들은 2년마다 체중과 수면 시간을 연구팀에 보고했는데, 그 결과 16년 동안 평균 5시간 미만 잠을 잔 여성들은 7시간 이상 자는 여성들보다 연간 평균 0.7kg씩 몸무게가 증가했다. 이 연구 결과만 미뤄 봐도 수면이 다이어트에 미치는 영향을 짐작할 수 있다.

수면을 부르는 식품이 있다

수면은 뇌를 재충전할 뿐만 아니라 낮 동안 활동하면서 쌓인 스트레스를 풀고 신체에 충분한 휴식 시간을 제공한다. 또한 각종 유용한 호르몬과 성장 호르몬까지 분비되어 충분한 수면을 취했을 때 면역력과 활력을 얻을 수 있다.

다이어트에 중요한 수면을 보다 효과적으로 취하기 위해서는 식탁에 작은 변화를 줄 필요가 있다. 수면을 유도하는 식품을 알아 두고 평소 꾸준히 섭취하는 습관을 갖는다면 야식과 폭식의 유혹을 극복하고 보다 효과적인 다이어트를 실행할 수 있다. 수면제처럼 잠을 부르는 식품에는 과연 어떤 것들이 있을까?

우선 수면을 돕는 식품에는 호두가 있다. 호두는 중국의 서태후도 불면증을 다스리기 위해 섭취했던 식품이다. 한때 신문, 방송을 비롯한 매체에서 호두를 먹으면 똑똑해진다고 보도하면서 학생들 사이에서 호두를 섭취하기는 붐이 일기도 했다. 그렇다면 왜 그런 말이 생겨난 것일까? 뇌를 닮은 호두는 칼슘과 레시틴 성분을 함유하여 뇌와 신경을 강화시키고 불면증과 노이로제를 완화시켜 두뇌 발달과 숙면에 좋다.

또한 평소에 호두를 즐겨 먹으면 혈중 멜라토닌 함량이 세 배까지 증가한다는 미국의 연구 결과도 있다. 멜라토닌은 밤이 되면 우리 몸을 수면 상태로 진입하게 하는 호르몬이다. 신체 시계의 움직임을 주관하는 멜라토닌의 생성으로 스트레스를 줄여 주고 곧 깊은 잠을 유도한다. 저녁 간식으로 따뜻한 우유 반 잔과 호두 3~4개를 먹으면 우유의 칼슘 성분이 스트레스를 줄여 주고 호두의 멜라토닌 성분이 깊은 잠을 유도한다.

대추 또한 수면을 유도하는 대표적인 식품이다. 대추의 단맛은 신경을 안정시키는 효과가 있다. 밤에 잠을 잘 못 자거나 꿈을 많이 꾸는 사람, 신경이 예민한 사람이 대추를 섭취하면 긴장이 풀리고 머리가 맑아져 숙면을 취하는 데 도움이 된다. 불면증은 보통 초조하고 불안할 때, 그래서 신경이 예민해지고 스트레스에 시달릴 때 나타난다. 이때는 비타민 B_1이 풍부하게 함유된 파와 대추를 함께 끓여 차로 마시면 수면 효과가 배가 된다.

마지막으로 현미는 다이어트 식품으로도 매우 좋지만 긴장 완화를 돕는 미네랄과 마그네슘이 풍부해 숙면에 도움이 된다. 따라서 현미밥을 먹게 되면 숙면을 취하고 다이어트 효과를 높이는데 큰 도움이 된다.

이렇듯 꼭 약물이 아니어도 주변에서 쉽게 구할 수 있는 식품으로 얼마든지 숙면 효과를 얻을 수 있다. 편안한 수면이 다이어트 효과를 더욱 증진시킨다는 사실을 잊지 말자.

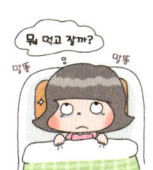

잠들기 전 공복감
얼마든지 극복할 수 있다

★ 식욕을 자극하는
공복감은 다이어트의 적

다이어트를 가장 힘들게 하는 것 중 하나가 공복감이다. 공복감은 식욕을 유발하고 식욕은 다이어트의 참기 어려운 유혹 중 하나다. 특히 저녁에 더 기승을 부리는 공복감, 이때는 평소에 좋아하지 않던 음식까지 식욕을 자극하기 때문에 자칫 폭식과 과식으로 이어질 수 있다. 공복감을 얼마나 지혜롭게 해소할 수 있는지도 다이어트의 성공 포인트다.

잠들기 전 공복감 때문에 무언가 자꾸 먹고 싶은 욕구가 생기는 것은 다이어트 경험이 있는 사람들에게는 익숙한 현상이다. 흔히들 식욕과 공복감이 비슷하다고 생각하는데 식욕과 공복감은 전혀 다른 현상이다. 공복감은 저녁 시간에 배고픔을 느끼는 생리적 반응이다. 이에 반해 술이나 밥, 고기, 케이크 등 심리적으로 특정 음식이 먹고 싶다는 욕구를 느끼는 것을 식욕이라 할 수 있다. 문제는 공복감은 항상 식욕을 자극한다는 것이다. 이러한 과정을 반복하지 않기 위해서는 공복감을 줄일 수 있는 방법을 찾아야 한다.

그렇다면 공복감을 줄일 수 있는 방법에는 어떤 것들이 있을까? 물론 배불리 먹으면 공복감을 느낄 수 없다. 하지만 중요한 것은 다이어트 중에 아무 음식이나 배불리 먹어서는 안 된다는 것이다.

일찍 저녁을 먹고 잠자리에 들기 전까지 공복감을 최대한 줄일 수 있는 음식으로 단백질과 섬유질 식품을 들 수 있다. 지금까지 수많은 연구 결과에서 고단백 식사가 고탄수화물이나 고지방 식사보다 공복감을 억제하는 효과가 크다는 사실이 입증됐다.

점심에 닭 가슴살, 두부 등 양질의 단백질 식품을 충분히 섭취하면 저녁까지 포만감이 이어져 자연스럽게 저녁 식사량 조절이 쉬워진다. 야식이나 저녁 간식을 즐기는 사람이라면 저녁 때 단백질 식품을 섭취하는 것도 좋은 방법이라 할 수 있다.

다이어트에 치명적인 저녁 공복감, 더 이상 두려워만 하다 다이어트 실패라는 좌절감을 맛봐서는 안 된다. 저녁에 느끼는 공복감은 얼마든지 극복할 수 있다. 지금부터 방법을 알아보자.

★저녁 공복감, ●이렇게 극복하라

만약 잠들기 전까지 꾸준히 포만감을 느낀다면 공복감으로 인해 식욕을 자극할 일도, 애써 음식에 대한 유혹을 뿌리칠 필요도 없다. 매일 밤 공복감에 시달리지 않고 편안하게 잠들 수 있는 방법은 무엇일까?

저녁 식사를 마친 후 잠들기 세 시간 전쯤 간식으로 다시마를 먹는다. 두께가 두툼한 다시마를 젖은 행주로 깨끗이 닦은 다음 2~3cm 정도 크기로 자른다. 이를 냉장고에 보관해 두고 수시로 씹어 먹는다. 한 번에 먹는 다시마 분량은 2~4개 정도로 물과 함께 먹는다. 같은 원리로 소금이나 참기름을 바르지 않은 생김을 마음껏 먹고 물을 마셔도 좋다. 물과 함께 먹은 다시마는 포만감을 유지시켜 공복감을 느끼지 않게 해 준다. 또한 다이어트 중에 흔히 겪을 수 있는 변비에 도움이 된다.

다이어트 중에는 무엇보다 수분 섭취가 중요하다. 하루 여덟 잔 이상의 물을 마시도록 하고 식사 전이나 공복에 물 두 컵 정도를 마시는 것이 좋다. 물을 마시면 배가 부른 느낌이 들어 식욕이 억제되고 소식할 수 있다. 막연히 뭔가가 먹고 싶을 때 물을 한 컵 마시면 공복감이 사라진다.

미역은 신진대사를 좋게 하는 요오드와 칼슘, 철분, 미네랄, 비타민 A, B, C

등이 골고루 들어 있으며, 식이 섬유가 들어 있어 피부 미용에도 좋다. 미역을 물에 풀어 소금기를 없애고 부드러운 상태로 만들어 둔다. 식사하기 전이나 공복감을 느낄 만한 시간 전에 미역을 밥 그릇에 담아 천천히 씹어 먹는다. **미역은 단백질이 부족한 대신 칼로리가 거의 없어 다이어트 식품으로 아주 좋다. 또한 식이 섬유가 풍부해 포만감을 느끼는 데 도움이 된다.**

먹는 것도 중요하지만 공복감을 없애는 생활 습관 역시 중요하다. 식사 후에는 바로 양치질을 해서 입 안에 남아 있는 음식의 맛을 없애도록 해야 한다. 양치질을 하면 식욕이 줄어들고 더 이상 아무것도 먹지 않겠다는 다짐을 스스로 할 수 있다.

그릇 수를 늘리는 것도 공복감을 줄이는 데 도움이 된다. 식사량이 전보다 줄어들었기 때문에 그릇 수를 늘려 풍성하게 식단을 구성하는 것이 좋다. 그릇 크기는 줄이되 그릇 수를 늘리는 방법은 시각적으로 공복감을 줄이는 데 큰 도움이 된다.

막상 공복감을 느낄 때 식욕을 억제하고 무조건 잠을 청하는 것은 오히려 스트레스가 될 수 있다. 조금만 생각을 바꿔 공복감에 미리 대처한다면 시도 때도 없이 찾아오는 저녁 공복감을 쉽게 극복할 수 있을 것이다.

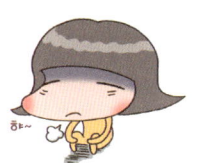

저녁 다이어트, 완전히 잘못 알고 있다

★ 다이어트에 관한 진실

물만 마셔도 살이 찌는 체질이라고 믿거나, 채소라고 안심하고 마음껏 먹거나, 사우나로 살을 빼는 사람이 있다면 지금 당장 다이어트에 관한 진실부터 짚고 넘어가야 한다.

상담을 하다 보면 환자들 중에서도 그릇된 다이어트 상식을 맹신하고 있는 경우가 종종 있다. 자신들이 알던 사실과 전혀 다른 얘기를 듣고 당혹스러워하는 이들도 많다.

알고 하면 더 효과적인 다이어트. 지금부터라도 잘못 알던 다이어트 상식을 바로잡고 보다 더 현명하고 효과적인 다이어트를 할 수 있도록 다이어트의 허와 실을 살펴보자.

아무리 많이 먹어도 토하면 살이 찌지 않는다?

마음껏 야식을 즐기고 토하면 그만이라고 생각하는 것만큼 위험한 것도 없다. 토해서 살을 빼려는 방식은 '거식증'이라는 병명이 붙을 정도로 비정상적이고 비이성적인 방법이다. 나중에는 이러한 행위가 습관이 되어 그만두는 것이 쉽지 않고 토하지 않으면 금방이라도 뚱뚱해질 것 같은 불안감으로 극심한 스트레스에 빠질 수 있다.

만약 먹는 것을 그대로 다 토한다면 살이 찌지 않을지도 모르지만 사실상 음식을 섭취하게 되면 몸 안에 칼로리가 빠르게 흡수된다. 결국 모조리 토해도 이미 어느 정도의 칼로리는 섭취하고, 오히려 섬유소나 필요한 성분만 빠져나가게 된다. 뿐만 아니라 토하거나 배설하면 된다는 생각에 무의식적으로 폭식과 고지방 식품 섭취를 반복할 위험이 높다. 때문에 이런 식이 장애가 있는 환자는 오히려 과체중인 경우가 많다.

구토 과정에서 역류한 위산은 식도염과 치아 손상을 유발할 수 있으며, 이뇨제나 설사약을 써서 배설하면 무기질의 불균형을 초래해 생명을 위협할 수도 있다. 결국 육체적으로나 정신적으로 질환을 얻는 것이다.

채소 샐러드와 과일만 먹는다면 확실히 살이 빠진다?

많은 비만 환자는 다이어트를 시작하면 샐러드는 마음껏 먹어도 된다고 생각한다. 하지만 그것은 이중으로 잘못을 범하는 일이다.

살이 빠지기보다는 몸이 붓게 될 위험이 있고 영양이 결핍되어 신체 조직을 해칠 수 있다. 또한 채소의 칼로리는 낮지만 샐러드의 드레싱으로 인해 전체적인 칼로리가 높아질 수 있으므로 주의해야 한다.

저녁에 먹는 과일은 독이라는 말이 괜히 있는 게 아니다. 과일의 칼로리보다는 과일의 당을 먼저 생각해야 한다. 혈당이 높아지면 인슐린이 분비되고 에너지로 쓰고 남은 당분은 지방으로 축적되어 저녁에 먹는 과일은 지방을 섭취하는 것과 같다.

담배는 살을 빼 준다?

니코틴은 식욕을 억제하고 에너지 소모를 증가시킨다고 알려졌지만 비만을 예방하기보다는 입이 심심한 것을 잠시 참아 주는 역할을 한다. 그러므로 담배를 피우고 있지 않을 때는 오히려 금단 현상으로 야식이나 군것질이 더 당기는 역효과가 난다. 따라서 금연을 하게 되면 살이 찌는 것이다.

담배의 주성분인 니코틴은 체내에서 자율신경계의 전달 물질과 유사한 작용을 한다. 부교감신경에서 분비되는 신경 전달 물질의 하나인 아세틸콜린의 수용체가 니코틴에 반응하기 때문이다. 이로 인해 담배를 끊으면 일시적으로 자율신경계에 변화가 오면서 체내 대사 속도가 변하고, 따라서 체중이 늘어날 수 있다.

하지만 자율 신경계의 변화는 일시적일 뿐, 어느 정도 시간이 지나면 신체가 이 상황에 적응한다. 담배를 끊으면 일시적으로 살이 찔 수 있지만 그렇다고 담배를 피기 때문에 살이 빠지는 것은 아니다. 오히려 흡연은 근육량을 감소시키고, 건강에 가장 해로운 내장지방을 축적시켜서 가장 위험한 형태의 비만으로 발전할 수 있다.

장 세척을 하면 살이 빠진다?

장 세척을 하면 장 속에 달라붙은 숙변이 제거되어 배변 활동이 활발해지면서 다이어트 효과를 볼 수 있다는 광고가 많다.

변비의 고통까지 겪는 비만 환자의 입장에서는 장 세척을 두 가지 고통을 해결해 줄 수 있는 기가 막힌 다이어트 방법이라 생각할 수 있다. 하지만 실상은 그렇지 못하다.

장 속을 청소해서 변을 제거한다고 해도 몸의 지방이 줄어들지는 않기 때문이다. 그런데도 주변에서 장 세척을 통해 체중 감량에 성공했다고 주장하는 사람들이 많은 것은 몸 안의 수분과 숙변이 빠져나가 일시적으로 체중이 줄어들기 때문이다. 오히려 변비약을 먹었을 때처럼 공복감이 들어 과식으로 이어질 수도 있다.

윗몸 일으키기를 열심히 하면 복부 살을 뺄 수 있다?

매일 밤, 잠자리에 들기 전 10분씩 윗몸 일으키기를 한다면 똥배를 쏙 들어가게 할 수 있을까?

똥배의 주된 원인은 배 안에 내장 지방이 많이 축적되어 있기 때문이다. 과다한 내장 지방을 줄이기 위해서는 적절한 식사 요법과 먹는 습관, 유산소 운동이 필요하다.

내장 지방을 효과적으로 줄이는 운동으로는 걷기, 달리기, 자전거 타기, 수영 등의 유산소 운동이 있고, 윗몸 일으키기를 비롯한 근육 운동은 지방을 분해하는 효과가 매우 미약하다. 따라서 뱃살을 빼기 위해서는 유산소 운동을 하고 윗몸 일으키기로 복근을 만드는 것이 중요하다. 그러나 평소엔 홀쭉하다가 식사 후에만 볼록 나오는 배는 근육이 약한 경우로 윗몸 일으키기가 도움이 될 수 있다.

체형 보정 속옷을 입으면 살이 빠진다?

종일 보정 속옷을 입고, 밤에 잠자리에 들 때는 복대를 하고 잔다고 해서 원하는 몸매를 가질 수 있을까? 속옷 하나로 원하는 몸매를 가질 수 있다면 이보다 더 좋을 수는 없겠지만 피부를 타이트하게 감싸는 것만으로 지방 세포를 줄일 수는 없다.

오히려 장시간 피부를 세게 죄게 되면 순환 장애가 와서 피하 지방이 더 축적되거나 잘 빠지지 않는 셀룰라이트로 발전하는 경우도 있다. 뿐만 아니라 이런 보정 속옷은 주로 외출 시 입기 때문에 집에 돌아와 편한 옷을 입은 후 상대적으로 더 과식하게 되는 경우도 있다. 체형 보정 속옷은 말 그대로 체형을 보정해 주는 속옷일 뿐, 지방을 빼 주거나 살이 빠지게 해 주는 것은 아니라는 얘기다.

몸에 긴장을 주어 나태해지는 것을 방지한다는 측면에서 보정 속옷도 다이어트에 도움이 된다고 할 수는 있지만 실질적인 지방 감소와는 무관하다.

지나치게 죄는 속옷은 피부 노화 속도를 빨라지게 하기 때문에 착용에 주의해야 한다.

더운 여름날 땀복을 입고 뛰면 다이어트 효과가 있다?

땀을 많이 흘리면 그 직후 체중은 감소한다. 그러나 그것은 수분이 빠져나가서 체중이 감소된 것일 뿐 다이어트와 직접적인 연관은 없다. 운동이 끝난 후 물이나 음료를 마시고 식사를 하면 다시 예전의 체중으로 돌아가게 된다.

땀복을 입고 달리면 올라간 체온을 발산하기 위해 혈액은 피부에서 가까운 곳을 순환하게 되어 근육으로 흘러 들어가는 혈액이 줄어들게 된다. 결국 운동량이 줄어들어 운동 효과를 보기 어렵다. 효과적인 운동을 위해서는 쾌적하게 달릴 수 있는 복장을 입는 것이 더 좋다.

물만 마셔도 살이 찐다?

물 자체는 칼로리가 없기 때문에 물만 먹어도 살이 찐다는 것은 틀린 속설이다. 다만 몸이 차거나 수분 대사 능력이 떨어지는 사람이 지나치게 물을 많이 마셨을 때, 수분의 일부가 체내에 남게 되어 몸이 부을 수 있다.

체질의 차이로 인해 물을 많이 마시면 부기가 지속될 수 있는데 이런 사람들이 난 물만 마셔도 살이 찐다고 말하는 것이다.

하지만 물을 마시면 체중이 늘고 부기가 지속된다고 해도 체지방이 늘어난다고 할 수는 없으므로 걱정하지 않아도 된다.

식물성 기름은 살찌지 않는다?

식물성 기름에는 혈중 콜레스테롤을 줄일 수 있는 리놀산이 함유되어 있기 때문에 이로 인해 콜레스테롤을 낮출 수 있다고 믿는 사람이 많다. 물론 동물성 기름에 비해 올리브유, 포도씨유 등의 식물성 기름을 사용하면 콜레스테롤을 낮출 수는 있다. 하지만 살을 뺄 수 있다는 것은 아니다.

식물성 기름도 어디까지나 열량을 내는 지방이다. 따라서 콜레스테롤이 감소하기는 하지만 건강하고 날씬해진다는 말은 잘못된 말이다.

식물성 기름이라고 안심하고 볶거나 튀기거나 드레싱으로 사용해 마음껏 섭취하면 100% 비만으로 이어지고 심하면 성인병으로 발전할 위험도 있으므로 주의한다.

잠들기 전 물을 마시는 건 다이어트와 상관없다?

잠들기 바로 전 물을 마시고 자면 수면 중에 화장실을 가기 위해 깰 수 있어 숙면을 방해할 수 있고 아침에 일어났을 때 몸이 부을 수도 있다. 특히 당분이 많은 주스나 콜라, 카페인이 있는 홍차 등은 가능하면 마시지 않는 게 좋다.

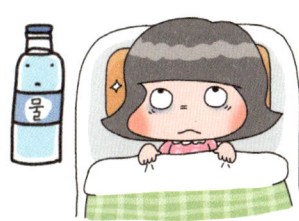

**살 빼고 싶다면 점심 메뉴는 양질의 단백질로
저녁 메뉴는 저인슐린 식품으로 바꿔라!**

사람들은 '무엇을 먹어야 살이 빠질까?'라고 생각하지만 먹어서 살이 빠지는 음식은 세상에 없다. 무언가를 먹어서 살을 뺄 생각보다는 식단을 바꾸고 식사량을 조절하는 습관으로 다이어트를 시작해야 한다.

PART

3

균형 잡힌 식품으로
저녁 식단을
바꾸자

점심을 든든히 먹고 저녁을 대신할 것을 찾아라

★ 점심 메뉴는 단백질로 정하라

현대인의 바쁜 라이프 스타일은 좀 더 빠르고 간단한 한 끼 식사를 요구하고 있다. 하지만 분식이나 한 그릇 음식으로 식사를 해결하는 현대인이 늘면서 비만환자도 증가하는 추세다. 간단하게 때울 생각으로 찾은 분식과 간식거리들은 저녁 시간이 되기도 전에 허기를 느끼게 한다. 따라서 저녁 시간에는 허술하게 먹은 점심을 보상받기라도 하듯 거하고 푸짐하게 먹기 일쑤다. 이런 잘못된 식습관이 과다 칼로리 섭취로 이어져 비만을 일으키는 것이다.

이렇듯 잘못된 점심 습관은 저녁 과식으로 이어져 비만의 원인이 된다. 따라서 점심만으로 충분히 포만감을 느낄 수 있는, 그러면서도 영양의 균형을 맞출 수 있는 식단을 선택하는 것이 바람직하다. 가장 이상적인 점심 메뉴는 바로 닭가슴살, 육류, 달걀, 콩류, 유제품 등의 단백질을 섭취하는 것이다. 단백질은 포만감을 오래 지속시킬 수 있는 가장 좋은 식품이다.

탄수화물로 이뤄진 분식이나 한 그릇 음식은 대부분 빨리 허기를 느끼게 하지만 점심에 단백질 식품을 섭취하면 저녁 시간까지도 포만감을 유지하게 된다. 따라서 저녁 시간에는 평소보다 섭취량을 줄일 수 있고 자연스럽게 다이어트를 할 수 있다.

다이어트를 하다 보면 날씬해지려는 욕심에 영양 균형을 무시한 채 무조건 먹는 양만 줄이게 되는데, 이는 영양 불균형을 가져온다. 특히 단백질 섭취를 줄이면 병에 대한 면역력이 떨어져 각종 세균성 질환에도 걸리기 쉽다. 무엇보다 균형 있는 영양 섭취가 중요하고 그 중에서도 단백질 섭취가 다이어트에 큰 도움이 된다.

단백질 위주의 점심 식단을 환자들에게 보여 주면 이구동성으로 "고기는 칼로리가 높은데 점심으로 먹어도 돼요?"라고 묻는다. 대답은 '양의 문제일 뿐 고기 자체는 다이어트에 오히려 탄수화물보다 안전하다'이다.

또한 단백질은 혈당을 서서히 높여 포만감을 유지하는 데 도움된다. 껍질을 벗기지 않은 닭고기나 삼겹살, 소시지, 치즈, 참치 통조림 등은 단백질은 풍부하지만 지방이 많이 함유되어 있어서 적은 양만 섭취하고, 저지방 고단백 제품을 섭취하는 것이 좋다.

하지만 고단백질만으로 식사를 하면 단백질 찌꺼기가 대장에 남고 그 찌꺼기가 세균에 의해 분해되어 장 운동을 억제한다. 때문에 변비가 생기기 쉽다. 따라서 육류를 먹을 때는 섬유질이 풍부한 채소를 곁들이는 것이 좋다. 또 육류 섭취로 높아진 혈중 콜레스테롤 수치를 채소가 낮춰 주기 때문에 고기와 채소를 함께 먹는 습관을 들이도록 해야 한다.

저녁 메뉴는 저인슐린 식품으로 정하라

단백질로 든든한 점심을 먹었다면 이제 다이어트의 핵심, 저녁 메뉴를 고를 차례다. 음식을 먹으면 몸속에서는 소화, 흡수를 위한 당이 만들어진다. 체내의 혈당 지수가 높아지면 인슐린이 분비되는데, 인슐린은 높아진 혈당치를 낮추어 정상으로 되돌리는 역할을 한다.

다시 말해 당 지수가 높은 음식을 섭취하면 인슐린 분비가 촉진되고, 분비된 인슐린은 혈당을 낮춘다는 것이다. 하지만 인슐린은 혈당을 낮추는 일 말고 체내의 지방 축적을 돕기도 한다. 따라서 인슐린이 많이 분비될수록 체내에 지방 축적이 일어나 비만을 유발한다. 그러므로 살을 빼기 위해서는 혈당치의 급격한 상승을 막아 인슐린 분비를 최소화해야 한다.

인슐린 분비를 낮추는 가장 간단하고 확실한 방법은 당 지수가 낮은 해조류나 채소류 등의 저인슐린 식품을 섭취하는 것이다. 저인슐린 다이어트는 황제다이어트 원리에 단점을 보완한 다이어트로 감량 효과도 클 뿐만 아니라 당뇨병, 고혈압, 고지혈증 등 비만으로 인한 합병증을 예방하는 효과도 있다. 또한 탄수화물을 주식으로 하는 우리나라 사람, 특히 복부 비만이나 성인병이 있는 환자에게 더욱 효과적인 방법이기도 하다.

곡류의 섭취를 최대한 줄이고 가능한 한 채소와 과일을 기본 탄수화물원으로 이용하는 것이 좋지만, 쌀을 주식으로 하는 상황에서 곡류 식품을 섭취하지 않는다는 것은 상당히 어려운 일이다. 따라서 곡류는 가능한 적게 섭취하도록 노력하고 채소와 과일을 같이 섭취하는 것이 좋다. 채소와 과일이 가장 좋은 탄수화물원인 것은 그 속에 포함된 식이 섬유 때문이다.

식이 섬유는 당분이 혈액으로 들어가는 속도를 늦추기 때문에 그만큼 인슐린이 서서히 분비되어 혈당이 지방 세포로 저장되는 것을 방지한다. 단백질 위주의 점심 후 저녁에는 백미, 밀가루, 감자 등 당 지수가 높은 음식 대신 당 지수가 낮은 현미, 통밀, 호밀 등을 먹는 것이 좋다. 또는 해조류와 섬유질이 풍부한 채소와 과일을 섭취하는 것도 좋다.

저인슐린 식품은 같은 양을 먹어도 음식이 지방으로 전환되는 속도가 느리기 때문에 결과적으로 살이 덜 찐다. 당 지수가 낮은 식품은 날것으로 먹는 음식, 조리를 거의 하지 않은 음식, 딱딱한 음식, 정제하지 않은 음식, 식이 섬유가 풍부한 음식들이다. 구체적으로 채소류, 버섯류, 해조류, 아몬드 등의 견과류나 콩류, 육류, 생선, 유제품, 달걀 등이 저인슐린 식품에 해당한다.

하지만 채소나 과일이 저인슐린 식품이라 해서 간편하게 주스로 만들어 저녁을 해결하는 방법은 좋지 않다. 씹지 않고 먹는 식품은 짧은 시간에 많이 먹게 되고 흡수 속도도 매우 빠르다. 결국에는 원래의 양보다 훨씬 많은 양의 과일과 채소를 섭취하는 반면, 포만감은 줄어들어 과식을 부추길 수 있다. 따라서 마시는 방법보다는 오래 씹어 먹고 포만감도 느낄 수 있는 조리법을 선택하는 것이 다이어트에 보다 효과적이다.

> **Tip**
> **날씬해지려면 GI(혈당 지수) 수치 60 이하의 식품을 먹자!**
>
> 혈당을 서서히 올려 인슐린이 과다 분비되지 않도록 하는 식품을 저인슐린 식품이라 한다. 저인슐린 식품을 섭취하면 당질이 지방으로 변하는 것과 지방이 지방 세포에 흡수되는 것을 억제할 수 있다.
>
> | | GI 수치가 높은 식품 | GI 수치가 낮은 음식 |
> |---|---|---|
> | 과일 | 파인애플(65), 수박(60) | 오렌지(31), 딸기(29), 바나나(55) |
> | 채소 | 감자(90), 당근(80), 옥수수(70), 호박(65) | 잎채소, 버섯류, 오이, 무, 피망, 브로콜리 등(15~30) |
> | 주식 | 흰 쌀밥(84), 바게트(93), 식빵(91), 스파게티(65), 콘 플레이크(75) | 보리빵(58), 통곡물 스파게티(50), 현미(56), 메밀국수(59) |
> | 고기, 생선 | 베이컨(49), 어묵(51) | 닭고기(45), 등 푸른 생선(40) |
> | 간식 | 견과류(86), 아이스크림(65) | 푸딩(52), 플레인 요구르트(25) |

짠 음식은 고칼로리 식품보다 위험하다

⭐ 염분은 다이어트의 적

흔히 저염식은 고혈압, 심장, 신장 질환을 앓는 환자들에게 권하는 식이 요법이라고 알고 있지만 사실 다이어트에서도 매우 중요한 부분이다. 우리나라 사람의 하루 평균 소금 섭취량은 15~20g으로 일본과 서구의 배에 가까운 양이다.

놀랄 것도 없이 우리의 식탁을 둘러보면 고개가 끄덕여진다. 음식 맛은 장맛이라고 할 정도로 우리나라 음식에는 간장, 고추장, 된장 등의 장이 약방의 감초처럼 사용되고 있다. 꼭 소금을 직접 섭취하는 것이 아니더라도 장을 통해 이미 넘치는 양의 염분을 섭취하는 것이다.

뿐만 아니라 깻잎, 고추, 무, 마늘 등을 간장이나 고추장에 절여 오랜 기간 숙성시킨 후 먹는 음식들도 많다. 또한 매 끼니마다 먹는 김치만으로도 하루 염분의 30% 정도를 섭취하는 셈이다. 세 끼 모두 김치를 섭취하면, 김치만으로도 하루 염분의 90%를 섭취한다고 할 수 있다. 여기에 온갖 무침과 조림, 국, 찌개 등의 요리까지 합한다면 한 끼 식사에 섭취하는 염분의 양은 심각할 정도로 높아지게 된다.

한 대학의 보고에 따르면 우리나라 성인의 대부분은 김치와 국, 찌개 등을 통해 많은 소금을 섭취한다. 김치는 소금에 절인 음식이기 때문에 염분 함량이 많은데다 모든 끼니마다 섭취한다는 점이 가장 큰 문제다. 또한 밥과 함께 섭취하는 국과 찌개는 아무리 싱겁게 간을 하더라도 국물을 모두 먹게 된다면 소금 섭취량은 크게 증가한다.

  이 밖에도 한 끼 식사나 야식으로 즐겨 먹는 라면 한 봉지에 포함된 평균 나트륨 량은 2,075mg으로 이것을 소금으로 환산하면 5g에 약간 못 미치는 양이다. 라면 한 봉지를 먹으면 하루에 섭취해야 할 소금의 양을 모두 섭취하는 것이나 마찬가지인 것이다. 흔히 먹는 김치찌개나 된장찌개와 비교해 봐도 라면의 나트륨 함량은 서너 배 가량 많다.

  그렇다면 저염식이란 얼마큼의 염분을 섭취하는 것일까? 저염식이란 하루에 소금을 5g 이하로 섭취하는 것으로 사실 거의 간을 하지 않고 먹는 것에 가깝다. 하지만 우리는 이미 짠맛에 길들여져 으레 '싱거우면 맛이 없는 음식'이라고 단정한다. 필자는 진료실에서 만나는 모든 비만 환자에게 저염식을 강조하고 또 강조한다.

  아무리 웰빙 바람이 몰아쳐 싱겁고 담백한 음식들이 여기저기 주를 이룬다 하더라도 비만 환자들에겐 그저 옆집 밥상 이야기에 불과했다. 그들은 모두 자극적이고 짭짤한 음식을 선호하고 있었고 심지어 저염식에 대한 거부감까지 있었다.

다이어트에서 왜 이토록 저염식이 중요한 것일까? 그 이유는 짭짤한 음식을 먹게 되면 침샘이 자극받아 소화 효소가 분비된다. 그렇게 되면 자연스럽게 식욕이 생기고, 무의식 중에 식사량이 늘어 과식이나 폭식을 하게 된다. 짠 음식을 먹게 되면 식욕을 자극하는 것도 문제지만 짜다는 생각에 자연스럽게 밥의 섭취량이 느는 것이 더 큰 문제다. 고칼로리 음식을 섭취하는 것보다 짠 음식을 섭취하는 것이 위험한 이유도 여기에 있다.

따라서 식사량이 늘어나는 것을 막기 위해 소금 사용을 줄이는 것이 다이어트를 위해 중요한 요령 가운데 하나라는 것을 인식해야 한다. 또한 저염식을 하게 되면 건강상으로도 혈압 강하는 물론 칼륨과 칼슘의 배설을 줄여 골다공증과 신장 결석을 예방하는 데 큰 도움이 된다. 다이어트도 중요하지만 올바른 식습관으로 건강을 지키는 것이 무엇보다 중요하다.

⭐ 짜게 먹는 식습관, 🔴 어떻게 바꿀까?

저염식을 당부하면서 식단에 따라 식이 요법을 지켜 줄 것을 강조한 후 환자들의 반응을 살피면 한결같이 싱거운 음식은 맛이 없다고 한다. 때문에 자연스럽게 식욕이 떨어진다는 반응을 보이기도 하고, 저염식으로 식습관을 바꾸는 것을 포기하는 환자들도 있다.

사실상 맵고 짠, 자극적인 음식을 선호하는 한국인들에게 소금 섭취를 줄여 싱거운 음식만을 섭취하라는 것은 먹는 즐거움을 포기하라는 말과도 같다. 그러나 음식에 간이 덜 되면 맛이 없을 것이라는 생각을 조금만 바꾸고, 조리법을 약간만 달리해도 맛있게 먹을 수 있는 방법은 얼마든지 있다.

짠맛을 줄이는 대신 새콤한 맛이나 고소한 맛 등을 살려 요리하는 것이 방법이라고 할 수 있다. 예를 들어 식초나 레몬 등을 사용하면 기름진 음식이 아닌 산뜻한 음식을 즐길 수 있다. 또한 후춧가루나 양파, 허브, 생강, 고추 같은 양념들을 적절히 사용하면 염분을 줄여도 맛을 충분히 살릴 수 있다. 향미가 좋은 음식은 그 향만으로도 충분히 훌륭한 맛을 느낄 수 있다. 다만 너무 많은 양의 향신료를 사용하면 위에 부담이 가거나 짠 음식과 같이 식욕을 자극할 수 있기 때문에 주의해야 한다.

생선을 조리할 때는 소금에 절이지 않은 생선을 구워 간장을 조금씩 찍어 먹거나 뿌려 먹으면 소금 양을 조절할 수 있다. 간장에 차가운 물을 조금 희석해서 먹으면 적절히 짠맛을 느끼면서도 실제로 섭취하는 염분은 줄일 수 있다.

요리에 직접 뿌리는 소금이나 간장은 눈에 보이기 때문에 줄이기 쉽지만 주의해야 할 것은 눈에 보이지 않는 염분이다. 가공식품이나 즉석식품의 경우 보통 생각하는 것보다 나트륨의 섭취량이 많으므로 제한할 필요가 있다.

라면이나 냉동식품, 햄, 즉석식품, 과자 등의 섭취를 줄여야 한다. 우동 한 그릇은 염분 3.5g, 김치 두 조각은 2g, 라면 한 봉지는 5g 정도의 염분을 포함한다. 만약 라면 한 개를 끓여 김치와 함께 먹는다면 염분 섭취량은 상당히 높아지게 된다. 가장 좋은 방법은 라면 금지령을 내리는 것이지만 그렇게 되면 금식에 대한 스트레스 때문에 역효과가 날 수도 있다. 따라서 라면이 꼭 먹고 싶을 때는 물의 양을 조금 많게 하고 스프의 양을 줄이는 방법을 택한다. 조리가 끝난 라면에서 국물을 덜어 내고 먹으면 염분 섭취를 조금이나마 줄일 수 있다.

또한 김치는 사 먹기보다 직접 담가서 먹는 방법을 택하고 싱겁게 담그도록 한다. 우리나라 사람의 기호를 고려했을 때 식탁에서 김치를 치우는 일은 거의 불가능하다. 김치는 염분을 제외하면 세계인들이 인정한 훌륭한 발효 식품이다. 김치를 섭취하되 싱거운 김치를 권한다. 김치로 인한 염분 섭취의 양을 줄이기 위해서는 식사를 할 때 양배추나 상추 등의 생채소를 식탁에 올려 소량의 쌈장을 찍어 먹어도 좋다.

이 밖에도 염분의 함량이 높아 주의해야 하는 식품들이 있다. 토마토케첩, 마요네즈, 각종 인스턴트 소스류, 통조림 가공품도 염분 함량이 매우 높은 편이므로 사용을 줄여야 한다. 조금은 번거롭지만 조미료 대신 멸치, 새우, 다시마, 소고기, 버섯, 생강 등을 건조시켜 만든 천연 조미료를 사용하는 것이 바람직하다.

지금까지 말한 것처럼 저염식을 실천할 때 가장 우선 순위로 삼아야 하는 것이 국물과 김치. 우리의 식생활에서 국물과 김치의 섭취만 줄여도 많은 양의 염분을 줄일 수 있다는 얘기다. 될 수 있으면 찌개 대신 국을 먹도록 하고 국물 대신 건더기를 섭취하도록 한다. 국그릇을 작은 것으로 바꾸거나 아예 그릇에 국을 담을 때 국물을 적게 담는 것도 좋은 방법이라고 할 수 있다.

식탁 위에 소금이나 간장을 두고 싱겁다고 느낄 때마다 즉석에서 다시 간을 하는 일이 없도록 해야 한다. 또한 국물에 밥을 말아 먹는 습관은 반드시 고치도록 해야 한다. 특히 곰탕, 짬뽕, 국수, 물냉면, 설렁탕 등의 국물 위주의 음식은 피하는 것이 좋다. 안 좋은 식습관과 입맛은 노력만 하면 얼마든지 바꿀 수 있다.

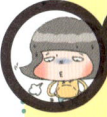

Tip
염분을 줄이는 조리 노하우

다이어트와 건강을 말할 때 아무리 강조해도 지나치지 않은 저염식 식단.
염분을 줄이는 조리 방법은 생각보다 간단하다.

다시마, 멸치 등 천연 조미료를 더한다	조리할 때 소금, 간장, 조미료의 양을 줄이고 천연 조미료를 첨가하면 염분을 떨어뜨리면서 요리의 풍미를 더할 수 있다. 재료 자체에 짠맛을 함유한 멸치 가루, 다시마 가루, 보리새우 가루 등을 활용한다.
통후추, 마늘 등 향신료를 활용한다	통후추, 마늘, 생강 등 향이 강한 향신료를 사용하면 염분을 줄여도 음식 맛을 제대로 살릴 수 있다.
신선초, 케일 등 녹즙으로 염분을 조절한다	신선초, 케일, 부추 등 쓴맛이 강한 채소는 짠맛을 중화시킬 수 있는 재료. 채소로 녹즙을 만들어 간장이나 된장 등에 섞어 사용하면 염분도 적게 섭취하면서 녹즙의 영양도 보충할 수 있다.

조리가 간편한 음식은 쇼핑 리스트에서 지워라

★ 편리하지만 비만의 주범인 위험 식품들

핵가족화, 맞벌이 부부의 등장, 싱글족들이 늘어나면서 그들을 겨냥한 생활 아이템들이 속속 등장하고 있다. 식품 업계도 마찬가지다. 바쁜 사회생활을 하면서 부담 없이 한 끼 식사를 해결할 수 있도록 준비된 식재료들이 불티나게 팔리고 있다.

전자레인지에 데워 먹기만 하면 되는 즉석식품에서부터 잘 정리된 찌개용 재료에 짜 넣기만 하면 되는 양념까지 그 종류도 다양하다. 이러한 재료들을 이용하면 식당에서 먹을 수 있는 매운탕이나 찌개류, 볶음, 찜 등의 그럴싸한 요리가 10분 안에 해결된다. 이 밖에도 각종 통조림은 상할 염려도 없고 언제 어디서나 간편하게 먹을 수 있다. 한 끼 식사도 제대로 해결하기 힘든 바쁜 현대인들에게는 더없이 고마운 식품들이다. 하지만 이렇게 간편한 식재료들은 비만으로 몰고 가는 가장 위험한 식품이기도 하다.

웰빙 바람이 불었을 때 '슬로 푸드' 라는 용어가 자주 등장했었다. 인스턴트 식이 아닌, 유기농 재료들로 조리해서 천천히 즐기며 먹는 음식, 이것이야말로 비만과 멀어지게 하는 좋은 식습관이다. 하지만 아무 때나 쉽게, 빨리 조리해서 먹을 수 있는 식품들은 비만을 부르기 쉽다.

조리가 간편한 식품들은 그만큼 먹는 빈도와 양을 늘리기 쉽다. 귀찮은 걸 싫어하는 사람들에게 전자레인지에 넣고 3분이면 완벽하게 조리되는 음식은 참새가 방앗간을 지나칠 수 없 듯이 물리치기 어려운 유혹인 것이다. 만약 저녁 메뉴로 된장찌개를 선택한다면 감자, 두부, 양파, 버섯, 파 등을 씻고 다듬어 재료를 준비해야 된다. 그러나 대형 마트에서 파는 매운탕거리는 그냥 넣고 끓이기만 하면 된다. 스파게티 역시 마찬가지. 스파게티 소스를 구입하지 않고 조리를 해 먹으려면 토마토를 으깨 각종 양념을 넣어 소스를 만들고 베이컨 혹은 해산물을 따로 조리해야 한다. 하지만 소스를 구입하거나 인스턴트 스파게티를 조리한다면 이 모든 과정은 생략되는 것이다. 적어도 10분 안에 모든 조리가 끝나 한 그릇 음식이 완성된다.

집 밖만 나서도 3분이면 완성되는 즉석식품들이 즐비한 환경에서 식욕을 자제하기란 쉬운 일이 아니다. 뿐만 아니라 바쁘고 귀찮은 일을 싫어하는 현대인을 겨냥한 간편 조리 음식은 야식을 부추기는 요인이기도 하다. 이제, 쉽고 간편한 재료들을 탓할 게 아니라 다이어트에 성공하기 위해 반드시 잊지 말아야 할 것이 있다.

바로 장보기, 쇼핑에 주의해야 한다는 것이다. 귀찮다고 간편하게 조리할 수 있는 식재료들을 구입하다 보면 오히려 과식하기 쉽다. 부담 없이 간편하게 조리되는 식재료들은 늦은 시간이나 저녁을 먹은 직후라도 또다시 음식을 섭취하고 싶은 욕구를 생기게 하기 때문이다. 차라리 귀찮고 힘들게 조리하는 음식이 다이어트에는 도움이 된다. 그러므로 쇼핑 리스트에서 통조림, 냉동식품, 각종 레토르트 식품 등은 과감히 치워야 한다. 또한 이러한 음식들은 대부분 고칼로리 식품들이고 화학조미료 등을 사용하기 때문에 식욕을 자극한다. 귀찮고 조금 수고스러운 식품이 비만으로부터 멀어지는 하나의 방법이라는 것을 기억하자.

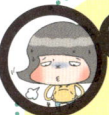

Tip
포만감은 높고 칼로리는 낮은 저녁 메뉴

칼로리는 낮으면서 포만감을 주는 음식은 다이어트에 최고 메뉴다.

▶곤약 어묵탕

어묵 200g, 실곤약 1봉, 무 150g, 굵은 파 1/2대, 쑥갓 4줄기, 멸치 다시마 국물 4컵, 국간장 1~2큰술, 소금 1/4작은술, 후춧가루 약간

1. 어묵은 먹기 좋은 크기로 썰어 실곤약과 함께 끓는 물에 데쳐 찬물에 헹군 뒤 체에 밭쳐 물기를 뺀다.
2. 무는 토막으로 준비해 십자로 잘라 도톰하게 썬다.
3. 굵은 파는 어슷 썰고 쑥갓은 너무 길지 않게 자른다.
4. 냄비에 멸치 다시마 국물과 무를 넣고 끓이다 국간장과 소금으로 간을 맞추고 어묵, 실곤약, 굵은 파를 넣어 끓인다.
5. 어묵이 부드러워지고 국물에 어묵 맛이 우러나면 쑥갓을 넣고 후춧가루를 뿌린 뒤 불을 끈다.

▶곤약 달걀찜

달걀 3개, 다시마 국물 1컵, 간장 1/2큰술, 소금 1/2작은술, 곤약 1/2봉, 당근 1/4개, 쪽파 1뿌리, 맛술 1큰술

1. 달걀을 풀어 다시마 국물, 간장, 소금, 맛술을 넣고 섞은 다음 체에 거른다.
2. 곤약은 0.5×0.5cm 크기로 잘게 썰고 당근은 곱게 다진다.
3. ①의 달걀물에 준비한 곤약과 당근을 넣고 고루 섞는다.
4. 자기나 스테인리스, 내열 유리 제품의 찜 그릇에 ③을 덜어 담는다.
5. 김이 오른 찜통에 ④를 담고 약불에서 15~20분 정도 중탕한다. 완성된 달걀찜 위에 다진 쪽파를 올려 낸다.

▶두부 샐러드

두부 1/2모, 방울토마토 5개, 샐러드용 어린잎 1팩
[소스] 올리브유 6큰술, 설탕·간장 2큰술, 레몬즙·식초 1큰술, 참기름 1작은술, 검은깨·통깨 1/2작은술

1. 어린 잎 채소는 흐르는 물에 깨끗이 씻어 체에 밭쳐 물기를 제거한다.
2. 두부는 먹기 좋은 크기로 깍둑썰기 한다. 방울토마토는 꼭지를 제거하고 4등분한다.
3. 볼에 소스 재료를 넣고 잘 섞는다.
4. 볼에 어린 잎 채소, 두부, 토마토 순으로 올린 다음 먹기 전에 ③의 소스를 뿌려 낸다. 소스는 채소에 가볍게 얹어 준다.

음식은 찌거나 굽고 데친다

★ 비만 환자는 튀기고 볶는 요리를 선호한다

진료실을 찾는 비만 환자와 상담을 하면서 그들이 선호하는 음식을 체크하다 보면 공통점을 발견할 수 있다. 치킨, 돈가스, 튀김, 도넛, 볶음밥, 파스타 등 튀기고 볶는 음식들을 좋아한다는 것이다. 이 환자들은 보통 생선 구이나 채소를 데쳐 먹는 것을 꺼려한다.

똑같은 식재료를 이용한 요리라도 음식의 조리 방법에 따라 칼로리는 확연히 달라진다. 조리 방법 중 지방이 추가되는 방법은 비만 환자에게는 독이나 다름없다. 튀기거나 볶는 음식은 더욱 많은 양의 지방을 포함하게 되고, 이를 무분별하게 섭취하는 습관은 비만을 부른다.

튀김 대신 굽거나 찌는 음식을 섭취하고, 볶는 음식 대신 데치는 음식을 섭취하는 등 몇 가지 식습관만 교정해도 다이어트 효과를 볼 수 있다. 튀기거나 볶는 음식만 제한해도 그 효과는 상당하다. 탄수화물이나 단백질이 1g당 4kcal의 열량을 내지만 지방은 1g당 9kcal의 열량을 낸다. 무려 두 배가 넘는 열량을 내는 것이다. 밀가루나 빵가루를 묻혀 기름에 튀기면 15~20g 정도의 기름을 흡수한다. 이때 튀김옷을 두껍게 입힐수록 더 많은 양의 기름을 흡수하게 된다.

다이어트를 할 때 1일 1,500kcal 기준의 식단 가운데 기름 권장량은 15g 이내다.

만약 튀김을 하나 먹었다면 그날 필요로 하는 기름을 모두 섭취한 것이나 마찬가지다. 하지만 튀김 하나를 먹고 하루 종일 기름이 첨가되지 않은 음식만을 골라 먹을 수 있는가? 현실적으로 불가능하다. 그렇게 되면 하루 기름 권장량을 초과하게 되고 이는 자연스럽게 비만과 성인병으로 이어진다. 간혹 비만을 걱정해 튀김옷을 벗겨 내고 먹는 사람도 있지만 이런 방법만으로는 한계가 있다. 물론 튀김옷까지 섭취하는 칼로리보다 훨씬 낮겠지만 이미 튀기는 동안 재료가 기름을 함께 흡수하기 때문에 원래의 음식 재료보다는 칼로리가 훨씬 높다.

또한 튀김 요리를 할 때는 어떤 기름을 사용하든 열량 면에서는 크게 차이가 나지 않는다. 다만 일반 식용유 대신 올리브유를 사용한다면 심혈관계 질환의 예방에 도움이 될 수는 있다.

기름에 튀긴 음식은 혈액 순환을 저해하고, 소화 기능을 떨어뜨려 속이 더부룩하고 답답하게 만들 뿐만 아니라 신체 활동을 무력하게 만들기도 한다. 대부분의 서양 음식과 중국 음식이 기름에 튀기거나 볶은 것이 많고 칼로리도 매우 높다. 이러한 음식은 비만 환자 대부분이 선호하는 음식으로, 다이어트 하는 사람에게는 한식보다 훨씬 더 위험하다.

만약 어쩔 수 없이 튀긴 음식과 볶은 음식을 먹게 된다면 먹기 전에 채소 샐러드를 먼저 먹어 배를 채우고 주 메뉴를 먹는 방법을 택하는 것이 좋다. 단,

들기름, 참기름, 땅콩기름과 같이 불포화 지방이 많이 함유된 우수한 지방 공급원은 적정량을 섭취해도 괜찮다. 하지만 이 역시 과다하게 섭취하는 것은 피해야 한다. 기름에 튀기거나 볶은 음식은 기본적으로 열량이 상당히 높기 때문에 양을 제한해서 먹고, 해조류나 신선한 채소와 함께 먹어 콜레스테롤을 낮춰야 한다. 비만도 비만이지만 성인병 위험을 줄이는 것도 중요하기 때문이다.

또한 기름에 튀길 때 적정 온도보다 낮은 온도에서 조리하면 튀기는 시간이 길어져 기름의 흡수가 많아지므로 각 재료별로 적정 튀김 온도를 참고하는 것도 좋다.

조리 방법만 바꿔도
날씬해질 수 있다

비만 환자들에게 권하는 조리 방법은 찌거나 굽고 데치는 방법이다. 이런 방법은 지방량을 최소화해 준다. 맛이 없어 선호하지 않는 방법이라고는 하지만 조리법만 제대로 알면 음식의 맛도 살리고 영양소 파괴도 줄일 수 있다. 하지만 꼭 튀기거나 볶은 음식을 먹고 싶다면 조리 방법에 약간만 신경을 써도 얼마든지 살찔 걱정 없이 섭취할 수 있다.

먼저 볶음 요리를 할 때는 잘 눌어붙지 않는 코팅된 팬이 있어야 한다. 반드시 예열을 해서 뜨거워진 팬에 재빨리 볶아야 한다. 살짝 볶아야 기름의 흡수율을 최대한 낮출 수 있기 때문이다. 코팅 팬에 조리하면 꼭 기름을 넣지 않더라도 생수 한두 스푼으로도 조리가 가능하다.

육류나 채소는 미리 살짝 데쳐서 예열한 코팅 팬에 기름 대신 물을 두르고 볶으면 담백한 볶음 요리가 완성된다. 볶는 도중에 팬에 재료가 눌어붙어도 기름을 넣지 말고 물을 조금 첨가하여 볶는다. 뚜껑이 있는 팬이라면 볶는 도중 뚜껑을 닫는 것이 좋다. 뚜껑을 닫으면 스팀으로 조리하는 효과가 있다. 재료 속까지 더 빠른 시간 안에 익힐 수 있는 방법이다. 또 다른 방법으로 양념할 때 소량의 기름을 미리 넣으면 조리할 때 기름을 따로 넣지 않아도 부드럽게 익힐 수 있다.

이 밖에도 볶음 요리에 기름을 최소화하는 방법은 얼마든지 있다. 기름을 두르고 조리 시간이 길어질수록 재료는 기름을 더 많이 흡수한다. 당근이나 우엉처럼 단단해서 익는 데 시간이 걸리는 재료들은 미리 물에 데친 다음 조리하는 것이 좋다.

지짐 등의 요리를 할 때는 팬에 직접 기름을 두르면 넓은 면적의 재료가 그대로 기름을 흡수하게 된다. 이럴 때는 직접 기름을 두르지 말고 팬을 뜨겁게 달군 후 기름을 묻힌 종이로 한번 닦아 낸 후 음식을 만들면 된다.

또한 전자레인지를 이용해 튀기거나 볶음 요리를 할 수도 있다. 볶을 재료를 전자레인지에 익힌 후 뜨거워진 상태에서 기름을 소량만 추가해 골고루 섞어도 볶음 요리가 완성된다. 또한 튀김 재료에 튀김옷을 입히고 그 위에 약간의 기름을 뿌려 5~6분 정도 전자레인지로 가열하면 튀김의 풍미를 즐기고 칼로리는 낮출 수 있다.

튀김 요리를 할 때는 재료를 너무 잘게 썰지 않도록 해서 기름과 닿는 표면적을 최대한 줄여야 하고 팬에 조리할 때는 튀김옷을 얇게 입혀서 짧은 시간 안에 두 번 튀기는 것이 좋다. 식용유 1큰술의 열량은 무려 120kcal나 된다. 따라서 되도록 찌거나 굽거나 데치는 조리법을 이용하는 것이 현명하다.

육류는 조리하기 전에 생강, 마늘 등과 함께 삶거나 찌게 되면 기름과 냄새가 비교적 많이 빠진다. 구이 요리를 할 때는 가능한 한 석쇠를 사용한다. 석쇠에 구우면 지방 등의 기름이 밑으로 흘러내려 맛은 담백하면서도 칼로리는 낮아진다. 오븐을 이용해 구울 때는 식물성 기름을 얇게 펴 바르면 생선이나 고기가 기름을 흡수하는 것이 아니라 오히려 재료 안의 기름기가 녹아내리게 된다. 훨씬 담백한 구이를 즐길 수 있다.

똑같은 육류를 조리하더라도 찌거나 굽고 데치는 과정에서 지방이 녹아 감소하게 된다. 튀김을 하면 더 많은 지방이 추가되고 볶음 요리를 하면 기름을 넣지 않더라도 재료 자체의 기름은 남아 있게 된다. 같은 재료로 요리를 하더라도 조리 방법에 신경을 쓴다면 조금이나마 지방을 줄일 수 있다.

Tip
식재료별 조리 테크닉

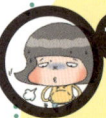

조리 방법을 조금만 바꾼다면 칼로리를 얼마든지 낮출 수 있다.
칼로리 줄이는 식재료별 조리 테크닉을 소개한다.

▶ 소고기, 돼지고기	1. 햄, 소시지 등 가공식품보다는 칼로리도 더 낮고 영양가도 높은 생고기를 이용한다. 2. 지방 함량이 많은 갈비, 등심, 삼겹살 등의 부위보다는 살코기를 이용하고, 기름기는 반드시 제거하거나 뜨거운 물에 삶아서 기름을 걷어 낸 뒤 사용한다. 3. 구이를 할 때는 석쇠나 오븐, 전자레인지를 사용하면 좋다. 4. 삼겹살, 소갈비 등 고지방 어육류를 조리할 때는 두부, 채소, 버섯 등을 함께 넣으면 부피감을 늘리고 칼로리를 줄일 수 있다.
▶ 닭고기	1. 닭고기는 껍질에 지방의 대부분이 있으므로 껍질을 제거하고 조리하면 고단백 저칼로리 식품으로 다이어트에 매우 적합한 식품이다. 2. 지방이 적은 안심이나 가슴살 부위는 찜이나 냉채 등으로 요리하는 것이 좋다.
▶ 두부	1. 두부는 기름 흡수율이 상당히 높으므로 기름에 조리하지 말고 끓는 물에 살짝 데치거나 전자레인지를 이용하여 데워서 먹는 것이 좋다. 2. 유부는 기름에 튀겨 만든 것이므로 반드시 끓는 물에 데친 후 물기를 짜내야 기름기를 제거할 수 있다.
▶ 채소 및 해조류	1. 제철 채소는 되도록 생으로 먹는 것이 칼로리도 낮고, 영양적으로도 가장 좋다. 2. 채소를 샐러드로 먹을 때는 식초나 레몬즙 또는 저열량 소스를 사용한다. 3. 튀김이나 볶음보다는 생채나 냉채, 샐러드, 나물이나 무침 또는 전자레인지 등을 이용하여 쪄서 먹는다. 4. 미역국을 끓일 때는 참기름과 고기 대신 굴이나 모시조개를 넣어 시원하게 끓여도 좋다.

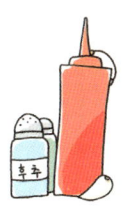

위에 좋은 음식이 다이어트에도 좋다

자극적인 양념은 다이어트를 망친다

화학조미료, 후춧가루, 고춧가루, 겨자, 생강, 마늘, 소금 등 자극적인 양념 재료들은 미각과 후각을 자극해 식욕을 촉진시킨다. 화학조미료는 영양 성분을 섭취하기 위한 식품이라기보다 맛을 내기 위한 목적으로 사용하기 때문에 더 많은 음식을 먹게 한다. 게다가 상대적으로 몸에 꼭 필요한 영양소는 부족하다. 이는 식욕을 자극해 자기도 모르게 뭔가를 자꾸 더 먹으려고 하고 이런 상황은 비만을 초래하게 된다.

화학조미료의 L-글루타민산 나트륨은 비타민 B군 등 많은 양의 필수 영양소를 필요로 한다. 대부분의 식품 첨가물은 체내에 들어가면 50~80%는 호흡기나 배설 기관을 통해 배출되지만 나머지 불필요한 성분은 몸속에 축적된다. 또 이러한 화학조미료는 음식에 아무리 소량을 첨가했다 하더라도 음식을 계속 섭취하는 동안에는 먹는 대로 조금씩 체내에 쌓인다. 따라서 그 유해성은 기하급수로 늘어난다.

이 밖에도 단백질 합성, 항체, 호르몬 생성 등 생리작용에 문제가 생길 수 있고, 화학적인 방법으로 만들어지기 때문에 장기간 섭취 시 체내에 축적되어 혈관이나 간, 위, 신장 등 장기에 부담을 줄 수 있다.

만약 저녁 때 화학조미료와 각종 양념이 들어간 자극적인 음식을 먹었다고 가정해 보자. 우선 식욕이 좋아져서 과식하게 될 것이고, 자극적인 음식의 맛 때문에 이를 중화시키기 위해 단 음식이나 기름진 음식에 대한 욕구가 커져 좀 더 자극적인 반찬이나 다른 음식을 섭취하게 될 것이다. 그렇게 되면 필요 이상의 염분과 다양한 양념을 섭취하게 되고 이로 인해 위에 부담을 줄 수 있다.

뿐만 아니라 고혈압이나 당뇨, 천식과 같은 질병을 악화시킬 수 있고 염분의 과잉 섭취는 골다공증의 원인이 될 수도 있다. 또한 고칼로리 식품 섭취로 인해 비만을 유발할 수도 있다. 심하면 직접적으로 신경계에 영향을 미침으로써 뇌 손상이나 망막 질환이 유발된다는 동물 실험 결과도 보고된 바 있다.

대다수 외식 업체의 음식은 설탕, 소금과 함께 화학조미료 등이 과다 첨가되어 자칫 맛 중독 현상을 유발하기 쉽다. 자극적인 음식은 중독성이 있어 점점 더 강한 자극을 원하게 되는데 이런 식품은 대개 고칼로리인 것은 물론이고, 부종이나 위산 과다 등을 일으켜 공복감을 자극하기도 한다. 이는 과식과 폭식을 유발하고 결국 비만의 원인이 된다.

그렇다면 어떤 음식을 섭취하는 게 다이어트에 도움이 될까? 다이어트 식단에는 가급적 자극적인 향신료와 양념을 적게 넣는 것이 좋다. 일반적으로 양념은 맛을 내기 위해 설탕 등이 많이 들어가기 때문에 적은 양에도 불구하고 칼로리가 크게 높아진다. 특별히 튀기거나 볶지 않고 조리하는 경우에도 칼로리가 본 재료보다 훨씬 더 높아지며 식욕을 증가시켜 과식을 유발한다. 또한 쓰린 속을 달래기 위해 부드러운 음식을 다시 찾게 되는 악순환이 이어진다. 칼로리와 건강 두 가지 모두를 잡기 위해 화학조미료나 설탕, 소금 등의 양념을 최소화하고, 식품 자체의 순수한 맛을 즐기는 것이 좋다.

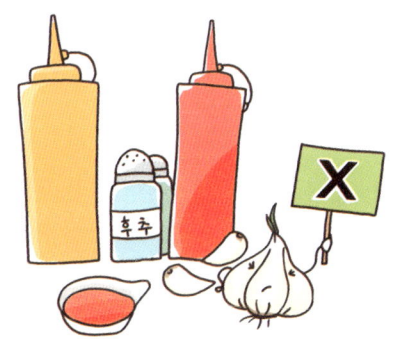

매운 음식으로 날씬해질 거란 착각을 버려라

지방 세포에는 지방을 축적하는 흰색 지방 세포와 지방을 태워서 열을 발생시키는 갈색 지방 세포가 있는데, 매운맛을 내는 성분 중에 고추의 캡사이신은 갈색 지방 세포에 작용해 지방 분해를 촉진한다.

동물 실험을 통해 매운 음식이 다이어트에 효과가 있다고 보고된 바 있다. 실제로 생쥐에게 50일쯤 캡사이신 함량이 많은 사료를 먹이자 복부 지방이 최고 70% 줄었다고 한다. 하지만 사람이 생쥐만큼 효과를 보려면 고춧가루를 하루 150g씩 먹어야 한다. 김치 50g에 들어 있는 고춧가루는 1.25g(우리나라 사람의 평균 일일 고춧가루 섭취량은 5g 정도이다)이므로, 생쥐만큼 감량 효과를 보려면 50일간 김치를 하루 6kg 먹어야 한다는 얘기다.

실제로 이렇게 많은 양의 김치를 섭취하는 것은 불가능할 뿐 아니라 김치와 같은 자극적인 음식은 입맛을 좋게 해서 밥을 더 먹도록 유도하기 때문에 오히려 더 살이 찌게 된다. 한때 고추 다이어트가 유행했지만 이와 같이 캡사이신 성분을 이용한 다이어트는 그저 이론적인 다이어트에 지나지 않았다. 때문에 다이어트를 고추나 매운 음식에 의존해서는 안 된다는 것이다.

건강한 사람의 하루 평균 칼로리 섭취량이 2,000kcal라고 했을 때 이 중 60%는 수면, 소화 등 기본적인 신진대사에, 30%는 일상 활동에 소모된다. 그렇다면 매운 음식을 먹어서 태워 없앨 수 있는 칼로리는 얼마나 될까? 이론대로라면 많은 칼로리가 소비되어야 하지만 최대 200kcal에 불과하다. 매운 음식을 섭취해 고스란히 200kcal가 소진된다면 다이어트에 성공할 수도 있지만, 매운 음식은 식욕을 자극해 과식을 부른다. 식후에 사탕이나 아이스크림 등 단맛이 나는 간식을 찾게 되고, 결과적으로 소진된 칼로리 이상을 섭취하게 된다.

자극적인 맛을 즐기면 미각이 둔해져 점점 더 많은 양의 당분과 염분을 섭취하게 되는 것은 물론, 맛이 맵고 짤수록 침샘의 분비가 활발해져 식욕이 증가된다. 자극적인 음식은 위벽을 자극하고 위액 분비를 늘리므로 다이어트의 적이다.

평소보다 소량을 섭취해야 하는 다이어트에서 매운 음식을 과하게 섭취할 경우 급성 위염이나 위경련, 위궤양, 설사, 복통 등을 일으킬 수 있다. 평소 요실금이나 과민성 방광 증상 등의 배뇨 장애를 가진 사람이라면 그 증상이 더욱 심해질 수 있다. 강한 자극성을 가진 매운 음식이 소화기뿐 아니라 방광이나 요도를 자극해 요실금과 과민성 방광 증상을 악화시키는 것이다.

매운 음식은 이론적으로는 다이어트에 도움이 될 수 있지만 현실적으로는 더 많은 건강상의 위험이 따르기 때문에 피하는 것이 좋다. 매운 음식보다는 담백하고 자극적이지 않은 음식이 다이어트에 더 도움이 된다.

무심코 먹는 군것질만 줄여도 다이어트, 절반은 성공이다

⭐ 무심코 먹는 음식의 칼로리를 생각해 본 적이 있는가?

주부 김은옥 씨는 결혼 이후 꾸준히 몸무게가 늘고 있다. 특별히 운동량이 적은 것도 아니다. 아침에 일어나 가족의 아침밥을 챙기고 집안일을 마치면 문화센터에서 강좌를 듣고 오후에 집에 돌아와 아이들의 간식거리를 챙긴다. 그리고 저녁 준비를 하고 식구들이 모두 돌아오면 함께 저녁을 먹는다. 그렇다고 그녀가 폭식하는 것도 아니고 간식이나 야식을 즐기는 것도 아니다.

20대에는 그녀도 160cm에 46kg의 아담하고 제법 날씬한 몸매를 자랑했다. 문제는 지금 그녀가 그다지 눈에 띄게 잘못된 식습관을 가진 게 아닌데도 불구하고 체중이 70kg 가까이 되는 비만 환자가 되었다는 것이다.

무엇이 그녀를 살찌게 만들었을까? 그것은 그녀가 하루 종일 무심코 먹는 음식들의 칼로리가 높다는 것이다. 아침을 준비하면서 하나 둘 집어먹은 음식들, 유난히 길거리 음식을 좋아해 외출할 때마다 사 먹은 길거리 음식들, 저녁 준비를 위해 마트에 들러 시식하는 음식들, 아이들을 위해 준비한 간식을 맛보는 것, 하루 세 잔 믹스 커피를 습관적으로 마시는 것, 아이들이 간식으로 먹다 남긴 과일 몇 조각을 먹는 것. 이 모든 일이 그녀를 살찌게 만든 원인들이었다.

알게 모르게 그녀가 섭취하는 칼로리는 1,000*kcal*가 넘는다. 자신도 모르는 사이 두 끼의 식사를 매일 더 하고 있는 것이었다.

다이어트에서 중요한 것은 무엇을 얼마나 먹느냐가 아니다. 무엇을 어떻게 먹느냐가 더 중요한 것이다. 아무리 적은 양을 먹었다 하더라도 불규칙적으로 무심코 섭취하는 칼로리가 많다면 분명 잘못된 식습관을 갖은 것이다. 그녀의 가장 큰 문제점은 무엇을, 어떻게, 언제 먹었는지 모른다는 것이다. 무심코 먹는 달콤한 과일 몇 조각이 두툼한 허벅지와 뱃살을 만들고, 하루 세 잔씩 마시는 프림과 설탕 가득한 커피는 밥 한 공기의 칼로리가 될 수 있다. 무심코 먹는 음식의 횟수가 늘어남에도 불구하고 본인이 의식하지 못하면 비만의 원인을 찾지 못해 다이어트에 실패할 확률이 높다. 따라서 자신의 비만 원인을 파악하고 개선해 나가는 자세가 필요하다.

칼로리는 다이어트를 하는데 빙산의 일각이다. 하지만 분명 다이어트라는 거대한 빙산을 이루는 한 부분임에는 틀림없다. 평소 무심코 먹는 칼로리까지 모두 조절하고 체크하면 다이어트에 성공할 확률은 더 높아진다. 칼로리가 낮은 줄 알고 먹었던 음식, 칼로리가 높은 줄은 알지만 참지 못해 먹었던 음식을 무조건 참으라는 얘기가 아니다. 다만 무엇을 어떻게 먹어야 하는지 그것을 알고 섭취하는 것이 중요하다는 것이다.

★ 먹어야 한다면
●이렇게 먹어라

평소 우리가 먹는 음식에서 조리 방법이나 함께 먹는 음식만 바꿔도 칼로리를 크게 줄일 수 있는 경우가 많다. 때 되면 찾아오는 식사 시간이 아니더라도 일상생활에서 음식과 접할 기회는 수도 없이 많다. 특히 다이어트를 시작했다면 유독 그 기회는 자주 찾아오는 것처럼 느껴질 것이다. 그때마다 무조건 먹기를 거부해 스트레스를 쌓아 두는 것보다는 칼로리를 낮추거나 포만감을 느끼게 해서 양을 줄이는 등의 방법으로 기분 좋게 다이어트를 시작해 보자.

우선 무심코 하나씩 집어먹을 수 있는 간식거리들을 바꿔 보자. 햄버거를 먹을 때 음료는 콜라보다 우유나 물을, 감자튀김보다는 채소 샐러드를 먹는다. 꼭 콜라를 마셔야겠다면 다이어트 콜라를 마시도록 한다. 물론 다이어트 콜라가 제로 칼로리라 하더라도 당분이 들어 있음을 잊지 말아야 한다. 가능한 소량을 섭취한다.

버터를 듬뿍 발라 구운 마늘빵보다는 담백한 바게트나 호밀빵을 먹고, 커피는 프림과 설탕을 첨가하지 않은 블랙을 권한다. 초콜릿이 먹고 싶을 때는 아몬드나 땅콩이 첨가된 초콜릿보다는 카카오 함량이 높은 다크 초콜릿을 선택하는 것이 좋다. 일반 초콜릿과 마찬가지로 다크 초콜릿 역시 고지방, 고포화지방,

고열량 식품이기 때문에 다이어트에 효과가 있는 것은 아니다. 다만 일반 초콜릿에 비해 맛이 진해 많은 양을 섭취하기 힘들다는 것이다. 설탕과 우유 함량을 낮추고 카카오 성분을 높인 다크 초콜릿이라도 카카오 분말 자체에 상당량의 지방이 포함돼 있다는 것을 기억하자. 다크 초콜릿이라고 해서 안심하고 먹으면 비만해질 수 있다.

고기를 먹을 때도 칼로리를 줄일 수 있는 방법은 얼마든지 있다. 닭고기는 껍질을, 돼지고기는 비지 부위를 제거하고 기름기 많은 부위를 먹을 때는 끓는 물에 살짝 데쳐 조리하면 기름기가 일부 빠져나와 칼로리가 줄어든다. 전골이나 볶음 등의 요리를 할 때는 고기보다 채소를 많이 넣으면 포만감도 빨리 오고 시각적으로 푸짐해 보이는 효과를 얻을 수 있다.

담백하게 먹는 것이 칼로리를 줄이는 가장 좋은 방법인데, 샐러드를 먹을 때도 담백한 드레싱을 곁들이는 것이 좋다. 마요네즈 자체의 칼로리가 높기 때문에 마요네즈를 기본으로 한 사우전드 아일랜드 드레싱이나 허니 머스터드 드레싱은 피하는 것이 좋다. 올리브유나 식초를 기본으로 한 드레싱을 사용하되 그 양을 최소화해야 한다. 드레싱에 채소를 적셔 먹는다는 느낌보다 그저 드레싱의 향기를 느낀다는 정도로 살짝 곁들여야 한다.

장을 볼 때는 저지방 식품을 우선적으로 고르는 것이 칼로리를 줄이는 데 도움이 되지만 무엇보다 식재료의 양이 중요하다. 필요 이상의 식재료나 할인 품목을 다량으로 구매하게 되면 의도했던 것보다 많은 양의 음식을 조리하게 되고, 그만큼 많이 먹게 된다. 따라서 식후 배부른 상태에서 장을 보면 그날 먹을 양만 효율적으로 구입할 수 있다.

라면의 칼로리를 줄이는 방법도 있다. 우선 두 개의 냄비를 준비하고 한쪽에는 스프만 넣고 물을 끓이고 다른 한쪽에는 면과 생양파를 넣고 끓인다. 면이 어느 정도 익으면 면발만 건져 스프를 넣고 끓인 물에 넣는다. 이렇게 하면 양파가 기름기를 흡수하여 약 $100kcal$ 정도 열량을 줄일 수 있다. 우려내고 건진 녹차 티백을 이용해도 좋다. 녹차 티백이 기름기를 흡수해 깔끔한 맛을 내면서 칼로리를 줄인다.

과일을 먹을 때는 단맛이 나는 과일보다는 신맛이 나는 과일이 다이어트에 유리하다. 또한 껍질째 먹으면 섬유소 섭취를 늘일 수 있어 조금만 먹어도 포만감을 느낄 수 있다.

Tip
야식증후군 자가 진단법

저녁을 먹은 후, 잠자리에 들기 전, 혹은 TV를 시청하면서 야식을 즐기는 당신, 혹시 심각한 야식증후군은 아닌지 진단해 볼 필요가 있다.
자신이 몇 개나 해당되는지 체크해 보자.

- 점심은 바빠서 패스트푸드나 분식류로 간단하게 때운다
- 저녁에 집으로 돌아가면서 '편안한 소파에 비스듬히 기대 앉아 맛있는 음식을 실컷 먹으면서 텔레비전이나 보다 자야지.'라는 생각을 한다
- 스트레스 받은 날 밤이면 자신도 모르게 많이 먹는다
- 아침에는 입맛이 없다
- 하루 섭취 칼로리의 대부분(50% 이상)을 저녁 때 섭취한다
- 밤에 잠이 오지 않는다
- 저녁은 항상 7시 이후에 먹는다
- 저녁 시간에 TV 프로에서 나오는 음식을 먹고 싶다는 생각을 자주 한다
- 잠자리에 누워 공복감을 느낀 적이 많다

▶ 4개 이상이면 당신은 야식 증후군!

우선 왜 밤에 많이 먹게 되는지 원인부터 파악해야 한다. 야식 증후군은 스트레스, 우울, 불안, 자신감 상실 같은 심리적·정신적 문제가 원인인 경우가 많다. 원인을 찾고 치료를 하는 것이 급선무. 다이어트만 강조하다 보면 오히려 폭식증으로 악화될 수 있다. 또한 먹고 싶은 충동을 다른 방법으로 해결하도록 해야 한다. 심호흡을 하거나 음악을 들으면서 마음을 차분하게 가라앉히면 충동적인 식욕을 다스릴 수 있다. 야식이 먹고 싶을 땐 우선 물을 500리터 정도 마시는 것도 좋다.

원래 먹는 양에서 20%를 미리 덜어 내라

⭐ 다이어트 성공의 열쇠, 소식 습관

수많은 비만 환자를 접하다 보면 살이 찌는 원인이 수도 없이 많다는 것을 느끼게 된다. 그 중에서도 비만해진 가장 큰 원인을 꼽으라면 단연 잘못된 식습관이다. 잘못된 식습관도 늦은 밤에 야식을 먹는다든지, 시도 때도 없이 간식을 입에 달고 산다든지, 맵고 짠 음식에 중독되어 있다든지 그야말로 다양하다. 그 중 과식을 빼놓을 수 없다. 실제로 과식하는 비만 환자들은 스스로 음식에 대한 제어를 전혀 하지 못하고, 일단 눈앞에 보이는 음식은 남기지 않고 먹는 습관이 몸에 배어 있다.

과식을 일삼는 비만 환자들이 다이어트에 성공할 수 있는 비결은 간단하다. 식사량을 줄이는 것. 하지만 문제는 이 방법이 간단하면서도 생활 속에서 지키기란 쉽지 않다는 것이다. 세살 버릇 여든까지 간다는 속담에서도 알 수 있듯이 많이 먹는 습관을 적게 먹는 습관으로 바꾸는 것은 절대 하루아침에 고쳐지지 않는다.

하루에 500kcal 섭취를 줄이면 매달 2kg의 감량 효과를 얻을 수 있다. 하지만 500kcal를 줄인다는 것은 한 끼 정도의 식사를 하지 말라는 것과 같다. 과연 세 끼 식사를 하던 사람이 어느 날부터 갑자기 두 끼만 먹고 그 방법을 얼마나 오랫동안 지속할 수 있을까? 결국 끼니를 줄이는 방법은 지속성이 떨어져 성공할 수 없는 다이어트 방법이라 할 수 있다. 밥 한 공기의 열량이 대략 200~300kcal라고 했을 때 밥의 양을 3분의 2 정도로 줄이고 반찬 섭취를 조금씩 줄여 매끼니 식사 양을 줄이는 방법이 가장 적합하다. 이러한 방법은 굳이 한 끼 식사를 거르지 않더라도 궁극적으로 하루 500kcal의 열량을 감소하는 효과를 얻을 수 있을 것이다.

식사를 하다 남기는 방법보다는 아예 처음부터 자신이 먹는 양에서 20% 정도를 먼저 덜어 내는 방법을 택하는 것이 좋다. 끼니 때마다 먹을 양만큼만 조리하는 것이 가장 좋은 방법이지만 사실상 이렇게 하기는 힘들기 때문에 먼저 덜어 내고 먹는 것이 좋다. 먹다가 그만둔다는 생각으로 덜어 내지 않고 먹으면 더 먹고 싶은 욕구를 이겨내야 하기 때문에 그것 또한 스트레스가 된다. 그러므로 '먹다가 그만둬야지'라는 생각은 결코 좋은 방법이 아니다.

집에서 먹는 경우라면 처음부터 그릇에 밥을 담거나 반찬을 담을 때 양을 줄여 담고 식당에서 먹을 때는 양을 적게 달라고 하거나 공깃밥을 뚜껑에 반은 덜어 놓고 나머지 반만 먹을 것을 권한다. 줄어든 밥 양을 아쉬워하지 말고 가능하면 천천히 오랫동안 먹는 것이 포인트이다.

급하게 먹는 밥은 혈당을 빨리 올려 비만에 이르게 하는 가장 안 좋은 습관이다.

입맛이 당기더라도 참고, 아쉽더라도 남기고, 적은 듯 하더라도 조금만 담는 것이 소식하는 습관으로 바꾸는 가장 훌륭한 방법이다.

Tip

500kcal 이하로 섭취하는 저녁 메뉴

혈당을 서서히 올려 인슐린이 과다 분비되지 않도록 하는 식품을 저인슐린 식품이라 한다. 저인슐린 식품을 섭취하면 당질이 지방으로 변하는 것과 지방이 지방 세포에 흡수되는 것을 억제할 수 있다.

음식명	열량 (kcal)	음식명	열량 (kcal)	음식명	열량 (kcal)
전복죽	227	회덮밥 2/3	350	짬뽕	490
김치전	253	김밥 1줄	278	비빔냉면 2/3	354
녹두전	312	생선가스	376	장터국수	354
카레라이스 1/2	317	생선 초밥(새우)	360	순두부백반 1/2	300
고기만두 1인분	363	비빔밥 2/3	399	김초밥 10개	375
김치볶음밥 2/3	415	햄버거 (종류에따라다르다)	376	불고기백반 1/2	314
생선초밥(참치)	384	자장면 1/2	336	수제비	385
오므라이스 1/2	360	만두국	394	된장찌개	124
칼국수	489	생등심 구이 1인분 (200g)	436	육개장	495
유부초밥	502	물냉면	448	돌냄비 우동	522
김치찌개	457	냉면	491	설렁탕	470
메밀국수	501				

채소라고 무조건 안심해서는 안 된다

★ 채소는 무조건 다이어트에 도움이 된다?

아무리 먹어도 살찌지 않는 음식이 있다면 얼마나 좋을까? 안타깝게도 그런 음식은 세상에 존재하지 않는다. 우리가 믿고 있던 채소마저도 무조건 다이어트에 도움이 되는 것은 아니다. 섬유소가 풍부해서 금세 포만감을 느껴 덜 먹게 되므로 폭식을 막을 수 있고, 비타민을 비롯해 여러 가지 영양소가 고루 포함되어 있지만 채소도 먹는 방법과 양에 따라 다이어트에 독이 될 수도 있다.

우선 채소는 무조건 많이 먹어도 좋다는 생각부터 버려야 한다. 오이의 칼로리는 개당 40$kcal$, 브로콜리 한 송이는 45$kcal$, 양배추의 칼로리는 70g에 19$kcal$다. 그야말로 저칼로리 식품들이다. 하지만 다이어트에서 '무조건'이라는 말은 통하지 않는다.

하루에 오이 스무 개를 먹어도 고작 800$kcal$밖에 되지 않는다. 물론 하루에 오이 스무 개를 먹기도 힘들지만 오이만 먹고 다른 음식을 아무것도 먹지 않을 수 있을까? 채소는 반드시 다른 음식과 함께 섭취하게 된다. 따라서 채소에 의해서 늘어나는 칼로리도 생각해야 한다는 얘기다.

채소라고 해서 무조건 많이, 무조건 여러 번 섭취해도 된다고 생각하는 것은 잘못된 생각이다. 다른 음식을 적게 먹기 위해, 어떤 음식의 유혹을

뿌리치기 위해, 다이어트를 위한 하나의 수단으로 그 진가를 발휘하는 것이 채소다.

한때 채소만 섭취하는 '채소 다이어트'가 유행하기도 했지만 채소만으로는 다이어트에 성공할 수 없다. 채소가 단지 저칼로리 식품이고 포만감과 영양소를 보충할 수 있기 때문에 마음껏 섭취해도 되는 것이 아니다.

채소 섭취에서 가장 중요한 것은 조리법이다. 분명 채식주의자 중에서도 비만인 사람이 있다. 그만큼 채소를 어떻게 조리해서 먹느냐에 따라 다이어트 결과가 달라진다. 생채소를 먹는다면야 상관없지만 조리를 해서 먹어야 하는 채소는 그 조리법에 따라 독이 되느냐 약이 되느냐가 달려 있다.

당근에 함유된 비타민 A는 기름에 볶아 먹을 때 암과 노화예방에 좋은 베타카로틴의 섭취가 늘어난다. 당근을 기름에 볶으면 영양가는 높아지지만 칼로리도 함께 높아진다. 이럴 땐 당근을 끓는 물에 살짝 데쳐 센불에서 재빨리 볶는 것이 좋다.

생채소를 맛있게 먹는 가장 좋은 방법은 채소 샐러드를 먹는 방법인데 채소에 마요네즈와 드레싱을 곁들이다 보면 섭취 칼로리는 몇 배가 된다. 또한 채소 볶음은 칼로리가 거의 세 배 이상 증가하게 된다. 볶을 때 사용하는 샐러드유는 1작은술의 칼로리가 30~40$kcal$나 된다는 것을 반드시 기억해야 한다. 데치거나 써서 먹는 방법을 선택하고 샐러드를 먹을 때는 담백한 드레싱을 곁들이는 것이 좋다. 채소는 다이어트에 좋다는 생각으로 채소즙을 만들어 먹기도 한다. 채소가 다이어트에 훌륭한 식품이라는 얘기는 포만감을 주어 다른 식품의 섭취를 줄일 수 있다는 데 있다. 하지만 채소즙을 내서 먹을 경우 포만감이 적고 자칫 너무 많은 양을 먹게 되므로 좋은 방법이 아니다. 특히 즙을 내는 과정에서 채소에 풍부하게 들어 있는 비타민 C가 쉽게 산화되기 때문에 생채소를 섭취하는 것이 좋다.

채소가 저칼로리이고 피부에 좋다고는 하지만 너무 편식을 하면 살은 안 빠지고 단백질 부족으로 오히려 영양의 불균형을 가져오기 쉽다. 따라서 건강한 다이어트에 성공하기 위해서는 적당한 채소 섭취와 함께 다른 식품의 양을 적절히 줄이는 것이 필요하다.

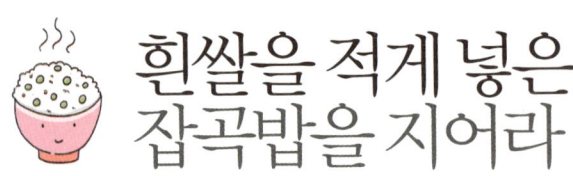

흰쌀을 적게 넣은 잡곡밥을 지어라

⭐ 백색 음식을 멀리하라

흰쌀, 백설탕, 흰 소금, 흰 밀가루, 화학조미료 등 백색 음식은 건강을 위해 줄여야 하는 식품들로 분류된 지 오래다. 이와 같은 백색 음식을 장기간에 걸쳐 꾸준히 섭취하면 고혈압과 당뇨, 비만 등을 유발할 수 있다. 그 중 우리 식생활에서 가장 많이, 그리고 꾸준히 섭취되는 것이 쌀이다. 쌀은 비만과도 밀접한 관련이 있다. 이제 윤기 자르르 흐르는 흰 쌀밥에 대한 미련을 버려야 할 시기다.

흰쌀은 여러 번의 도정 과정을 거치면서 주요한 영양소가 모두 깎여 나간 쓸모없는 껍데기에 지나지 않는다. 볍씨의 왕겨를 벗겨 낸 쌀을 현미라고 한다. 이 현미를 열 번 정도 도정을 한 것을 백미라 하는데 일반적으로 우리가 먹는 쌀을 말한다. 도정을 거치는 동안 현미의 거친 껍질도 없어지고 배아도 사라진다. 현미 껍질과 배아에는 비타민, 미네랄을 비롯해 섬유질 등의 풍부한 영양소가 들어 있는데 백미로 바뀌는 과정에서 95%의 영양소가 소멸된다. 도정할수록 맛과 소화율은 좋아지지만 결국 5%의 영양소만 갖게 된다. 특히 비타민 B_1의 대부분은 껍질과 배아에 들어 있는데, 이는 도정 과정에서 모두 다 깎여 나가기 때문에 도정된 흰 쌀밥에서 비타민 B_1을 기대하기란 어렵다. 이러한 영양소는 껍질에 30%, 배아에 65% 가량이 들어 있는데 도정을 하면서 모두 떨어져 나가

정작 우리가 섭취하는 쌀밥은 쓸모없는 전분 가루에 지나지 않는다.

이러한 흰 쌀밥을 먹는 것이 문제가 되는 것은 껍질 부분의 섬유질을 제거한 상태로 섭취하게 되어 소화 속도도 빠를 뿐만 아니라 전분을 에너지로 바꾸는 과정에서 필요로 하는 여러 가지 비타민과 미네랄을 비롯한 영양소를 얻을 수 없다는 것이다. 이미 비타민을 쌀 자체에서 기대할 수 없기 때문에 기존에 체내에 저장한 비타민과 미네랄을 사용해야 한다. 그렇게 되면 비타민, 미네랄이 체내에 충분히 저장되어 있는 사람은 당장 대사에 필요한 영양소들을 공급할 수 있지만 시간이 흐를수록 비타민 결핍 증상을 호소하게 된다. 따라서 도정된 흰 쌀밥만을 계속해서 먹으면 섬유질 부족과 탄수화물의 과잉 섭취로 비만과 변비, 당뇨를 유도하며 아토피 피부염과 알레르기 질환의 원인이 되기도 한다.

현미, 통밀, 잡곡 등은 섬유질이 풍부할 뿐만 아니라 당 지수가 낮아 인슐린 과다 분비로 인한 지방 축적을 막아 준다. 현미밥은 흰 쌀밥보다 칼로리가 낮지는 않지만 적은 양으로 충분히 오랜 시간 동안 씹을 수 있고 포만감 또한 높아 과식을 막기도 한다. 윤기가 자르르 흐르는 차진 흰 쌀밥 대신 다소 꺼끌꺼끌하고 윤기 없는 현미밥을 먹어야 하는 이유는 그 때문이다.

거친 밥이 보약이다

앞서 말했듯이 이제 흰 쌀밥에 대한 미련을 버리고 잡곡이나 현미가 들어간, 다소 거친 질감의 밥에 익숙해져야 한다. 잡곡밥은 비만 해소와 당뇨병 예방, 섬유질 공급, 변비 해소와 고혈압 예방, 대장암 예방 등에도 탁월한 효과가 있다. 간혹 현미가 가공이 덜 되었기 때문에 유기농 제품이 아닐 경우 농약 문제로 건강을 해치지 않을까 걱정 하는 사람도 있지만 잘만 씻어 먹으면 건강에 무리가 없다.

현미에는 섬유질과 각종 영양 성분이 풍부해 조금만 먹어도 포만감을 가져온다. 또한 콜레스테롤 수치를 내려 주고 노폐물을 빨리 배출시켜 음식물 분해와 소화, 흡수를 돕고 적정 체중을 유지시켜 준다. 즉, 현미밥만 꾸준히 섭취해도 요요 현상 없이 체중을 감량할 수 있다는 얘기다.

만약 현미밥의 거친 질감이 싫다면 처음에는 현미와 백미의 비율을 1 : 3 정도로 하고 익숙해지면 차차 현미의 비율을 늘리는 것도 좋다. 현미는 물의 흡수가 더디기 때문에 밥을 짓기 전에 충분히 물에 담가 불리고 백미보다는 30% 정도의 물을 더 부어야 한다. 일반 현미는 딱딱해서 소화 흡수가 더디고 밥 짓기가 쉽지 않다. 이런 단점이 보완된 발아현미에 보리, 콩 등 다른 곡류를 첨가해서 잡곡밥을 지어 먹으면 그 효능이 배가되어 영양 만점의 밥을 즐길 수 있다.

보리밥이나 콩밥 등 잡곡밥 한 공기는 300kcal 정도로 흰밥과 거의 차이가 없다. 하지만 씹는 횟수가 늘어나고 그러다 보면 자연스럽게 식사 시간이 늘어 포만감도 빨리 느끼게 되고 혈당치도 천천히 높아져 다이어트 효과를 기대할 수 있다.

현미가 백미보다 좋다고 하더라도 소화에 무리가 온다면 오히려 위에 부담을 줄 수 있다. 따라서 현미나 잡곡밥을 먹을 때는 오래 씹어 소화에 무리가 없도록 하고, 소화력이 크게 떨어진 사람이라면 백미의 비율을 높여 무리가 가지 않도록 한다.

혼식을 하면 쌀에 부족한 필수 아미노산을 보충할 수 있어서 영양 면에서도 우수하다. 쌀의 배아 속에는 노화를 방지하고 피부에 윤기를 주는 각종 비타민도 들어 있어 피부 관리에도 효과적이다. 지금부터라도 백미, 정제된 밀가루, 백설탕, 흰 소금 등 백색 음식을 멀리하고 거친 밥상으로 바꿔 나가자.

후식을 먹지 마라

살을 빼고 싶다면 후식을 찾지 마라

음식을 먹는 것은 단순히 배가 고파서만이 아니라 자신이 선호하는 특정 맛을 느끼기 위해서이기도 하다. 매운맛이나 짠맛과 같은 자극적인 맛을 느끼고 나면 단맛에 대한 욕구가 강하게 나타난다. 한국인의 식탁에는 담백하지 못한 매운맛과 짠맛, 기름진 음식들이 가득하다. 당연히 식사 후 달콤한 음식이 생각나게 된다. 식당에서 밥을 먹고 카운터에서 계산할 때를 떠올려 보자. 웬만한 식당이면 거의 마련된 사탕 바구니, 특히 매운 음식을 파는 집에는 십중팔구 거의 준비되어 있다.

식사 후 단 음식을 찾는 후식 문화는 다이어트의 관점에서 봤을 때 절대적으로 금해야 하는 식습관이다. 식사 때 포만감이 들 정도로 식사를 하고 난 후 후식으로 과일이나 케이크, 차 등을 마셨을 때 늘어나는 칼로리는 상상을 초월한다. 만약 후식을 염두에 두고 식사를 소량만 한다면 모를까 평상시 먹고 싶은 대로 먹고 후식까지 챙겨 먹는다면 고열량의 음식으로 과식을 하는 꼴이 된다.

뿐만 아니라 식사 후 단 음식을 즐기는 것은 혈당을 올리고 인슐린 분비를 증가시켜 비만에 이르게 한다. 저인슐린 식품으로 차린 식단으로 식사를 하고 케이크나 과일, 주스 등을 마신다면 저인슐린 식단은 아무 의미가 없어진다.

주로 고기집이나 한식당에서 식사를 마치면 후식으로 수정과나 식혜를 먹을 수 있다. 수정과와 식혜, 두 음료의 열량과 당분 함량에 대해 생각해 봤는가. 이러한 음료들은 배가 부른 상태일지라도 시원한 음료로 입가심을 하고 싶은 생각에 벌컥벌컥 들이키게 된다. 이렇게 마시는 음료의 칼로리만도 100*kcal*가 넘는다. 이들 음료의 당분 함량 역시 콜라보다 높고 스포츠 음료에 비하면 무려 두 배나 높다.

점심 식사 뒤에 후식으로 커피 전문점에서 커피 한 잔 마시는 일이 습관이 된 사람들도 많아졌다. 카페모카와 카페라떼 이런 커피 한 잔이 밥 한 공기가 훌쩍 넘는 열량을 가졌다는 사실을 아는지. 카페모카의 칼로리는 없는 생크림을 제외해도 110*kcal*가 넘는다. 또한 카페라떼는 190*kcal* 정도니 그 열량만 놓고 본다면 한 끼 식사를 대체하고도 남는다. 뿐만 아니라 당분이 많이 든 후식은 인슐린 과잉 분비로 혈당이 빨리 떨어져 오히려 후식을 먹지 않았을 때보다 공복감이 빨리 온다. 그러므로 점심을 먹은 뒤에 후식을 먹으면 저녁 때 과식을 하는 원인이 될 수도 있다.

★ 후식을 안 먹으려면 미리 배를 채워라

진료실을 찾은 30대 초반의 한 비만 환자는 심각한 후식 중독이었다. 밥을 아무리 먹어도 허전함 때문에 식사 후 아이스크림이나 과일, 음료 등을 먹는 습관이 있다. 이 환자에게는 담백한 식사를 하도록 권했고 식사시간 30분 전에 간단한 과일이나 샐러드를 먹도록 지시했다. 식사가 끝나면 한 시간 후에 녹차나 우롱차 등을 마시는 것도 잊지 말도록 했다. 운동이나 금식을 권한 것도 아니고 몇 개월 동안 후식을 금했을 뿐인데 상당한 체중 감량 효과가 있었다.

식사 전에 간단히 배를 채우면 위가 포만감을 느낀 상태라서 자연히 식사량이 줄게 된다. 평소에 후식을 즐겼던 사람이라면 식사 30분 전에 과일이나 샐러드 같이 간단히 시장기를 면할 만큼 조금만 먹고 나서 식사를 하고 식사 후에는 어떠한 후식도 먹지 않는 것이 좋다. 요기를 할 때는 과자나 빵류보다 먹는 즉시 포만감을 느낄 수 있는 섬유소가 풍부한 식품이 좋다.

섬유소가 풍부한 식품은 체내에 섭취된 음식물의 소화와 흡수 속도를 조절하고 인슐린 분비 속도를 조절해 혈당의 급격한 변화를 막아 준다. 따라서 포만감을 느끼는 것은 물론이고 음식이 지방으로 변환되는 속도까지 조절한다. 이밖에 탄수화물과 지방을 에너지로 변환해 사용하는 데 윤활유 역할을 하는 비타민과 미네랄도 포함되어 있다.

  채소, 과일 등은 비타민과 섬유소가 풍부해 시장기를 면하기에는 훌륭한 식품이다. 특히 토마토는 비타민 A와 C, 인, 리코펜 등의 성분이 함유되어 있어 혈관을 튼튼하게 하고 소화를 돕는다. 고기나 생선 등 기름진 음식을 섭취하기 전 토마토를 미리 섭취한다면 그야말로 환상의 궁합이다. 토마토의 알칼리 성분이 육류의 산성을 중화시키기 때문이다. 하지만 과일은 과당이 포함되어 있어서 과당 함유량이 적은 과일을 꼼꼼히 따져 선택하는 것이 좋다.

  식사 전 미리 배를 채워 포만감을 느끼게 하는 습관이야말로 과식을 예방해 비만으로부터 멀어지게 하는 훌륭한 식습관이다.

칼로리가 낮은 라면이나 빵이 더 살찐다

★ 다이어트의 적, 밀가루 음식

한국인 비만의 가장 큰 원인은 3대 영양소 중 탄수화물의 섭취 비율이 지나치게 높다는 데 있다. 일반적으로 탄수화물은 하루 섭취 칼로리 중 50% 정도의 비율이 가장 적당하지만 한국인은 60~70% 가량을 섭취한다. 식생활을 살펴보면 탄수화물의 섭취가 월등할 수밖에 없다. 서양인은 주식이 고기 즉, 단백질인데 비해 우리는 주식이 쌀이다. 여기에 더해 밀가루의 섭취가 높기 때문에 하루 평균 섭취하는 탄수화물 비율은 크게 높아질 수밖에 없다.

탄수화물의 섭취가 높아질수록 비만과 가까워진다는 사실은 다이어트에서 공식과도 같다. 탄수화물을 과다 섭취하면 몸속에 남아도는 탄수화물이 지방으로 쉽게 변화되어 비만과 내장 비만의 원인이 되기도 한다. 특히 밀가루는 고도로 정제된 탄수화물이기 때문에 밥보다 당 지수가 훨씬 높아 혈당을 높이기 쉽다. 앞에서 말한 것처럼 혈당치가 빨리 높아지면 인슐린이 과다분비 되기 때문에 지방 축적이 이뤄진다.

한상 차림과 칼로리가 비슷하거나 낮은 밀가루 음식은 밥과는 달리 반찬 한두 가지에 면만 먹게 되기 때문에 포만감을 주는 단백질이 크게 부족하다. 게다가 밀가루 음식에는 당분과 염분 함량이 지나치게 많은데 반해 비타민과 무기질은 부족하다. 당분이 에너지로 바뀌려면 비타민이 필요한데, 비타민이 부족한 밀가루 음식은 결국 소화 과정에서 체내 비타민까지 빼앗는다. 결국 영양소 결핍을 가져오기도 쉽다.

분명히 칼로리만을 생각해 면이나 빵 등의 밀가루 요리를 선택했다 하더라도 결과적으로는 혈당이 빨리 오르고 빨리 떨어지면서 공복감도 더 빨리 찾아오게 된다. 게다가 밀가루는 튀기거나 굽고, 설탕이나 버터를 첨가하는 조리 과정을 거쳐 더욱 해롭다. 유탕 처리 식품인 스낵류를 비롯하여 몸에 해로운 포화지방산이 다량 함유된 팜유에 튀겨 낸 라면, 설탕과 버터를 부어 만든 빵과 케이크는 그야말로 다이어트의 적이라 할 수 있다.

밀가루 음식은 다이어트에만 영향을 주는 것이 아니다. 밀은 소맥분을 소화시키는 효소가 결핍된 경우가 많아 위장에 부담을 주고, 위산 과다로 인한 공복감을 불러온다. 이것은 밀에 있는 글루텐이라는 단백질 때문인데 글루텐은 소장 점막을 손상시켜 소화 장애와 흡수 장애를 일으킨다. 주위에서 유난히 밀가루 음식을 소화시키지 못하는 사람을 본 적이 있을 것이다. 이들은 소맥분을 소화시키는 효소가 결여되어 있는데다 글루텐의 영향을 받기 때문이라고 볼 수 있다.

라면 대신 쌀국수, 밀가루 빵 대신 호밀 빵을 먹어라

밀가루 음식은 아무리 섭취해도 끼니를 잘 챙겨 먹었다는 느낌보다는 그저 한 끼를 때웠다는 느낌이 크다. 바로 공복감 때문인데 이러한 느낌 때문에 다른 음식을 섭취하고 결국 칼로리 과잉으로 비만을 유발하게 된다. 한 끼 식사의 칼로리와 맞먹거나 그 이상이지만 영양상으로는 그저 간식거리에 지나지 않는 밀가루 음식. 사실상 간식으로도 추천하고 싶지 않은 밀가루 음식을 끼니로 대체한다는 것은 실패를 부르는 다이어트를 하는 것이나 마찬가지다.

단백가도 낮고 칼슘, 철분, 비타민의 함량이 매우 낮은 밀가루 음식이 비만에 톡톡히 기여한다는 건 이미 잘 알려진 사실이다. 모두들 밀가루 음식이 다이어트에 좋지 않다는 사실을 알면서도 계속 찾게 되는 이유는 무엇일까?

밀 자체는 달거나 기름지지 않아 부담 없이 먹는 경향이 있고, 언제든지 간편하게 조리해 섭취할 수 있다는 장점이 있기 때문이다. 또한 밀 속의 글루텐은 특유의 점성이 있어 습관적으로 밀가루 음식을 찾게 만드는 경향이 있다. 밀가루 음식은 소화 기능의 저하, 영양소 결핍, 공복감 자극으로 비만을 부른다. 다이어트를 할 때 만큼은 밀가루 음식을 아예 섭취하지 않는다면야 좋겠지만 이미 수없이 많은 종류의 밀가루 음식에 길들여진 입맛과 습관을 갑자기 바꾸기란 쉽지 않다. 오히려 스트레스성 폭식을 유발할 수도 있기 때문에 습관은 서서히 바꾸고 좋은 식습관을 하나 둘 몸에 익히는 것이 가장 바람직하다.

각종 패스트푸드와 라면, 빵, 과자를 입에 달고 살아왔다면 이제는 하나씩 바꿔 나가야 한다.

정제된 밀가루보다는 소화되는 시간이 길고 영양소도 풍부한 통밀, 호밀, 잡곡가루를 섞어 먹는 습관이 필요하다. 부드럽게 넘어가는 밀가루 음식은, 위장 운동 중에 소비되는 열량도 적을 뿐 아니라 소화 기관의 일을 많이 필요로 하지 않기 때문에 소화 기능의 퇴화를 가져올 수 있다.

라면은 밀가루 음식의 대표라 할 수 있다. 라면 속에 함유된 영양소는 탄수화물과 지방이 대부분으로 단백질과 비타민, 무기질은 거의 없다. 특히 라면 스프에는 각종 인공첨가물도 다량 함유되어 있다. 라면보다는 쌀과 흑미로 만든 냉면, 쌀국수 등으로 대체해 먹는 습관을 들여야 한다.

술안주를 바꿔라

술을 마시면 살이 찔 수밖에 없는 이유

술 때문에 살이 쪘던 사람이라면 특별히 다이어트를 하지 않고 술만 끊어도 그 효과가 확실히 나타나기도 한다. 실제로 진료실을 찾는 남자 환자들 가운데 술만 자제했을 뿐인데 다이어트 효과를 톡톡히 본 환자들이 많다. 그만큼 다이어트에서 술은 독이나 다름없다. 그렇다면 왜 술 때문에 살이 찌는 것일까?

술 자체의 칼로리가 높은 것은 이제 웬만한 사람은 다 아는 사실. 알코올의 칼로리는 그램당 7kcal다. 탄수화물이 4kcal, 지방이 9kcal임을 생각할 때 알코올의 칼로리는 절대 무시할 수 없다. 그렇다면 술을 마시면 살이 찌는 이유가 단순히 칼로리 때문일까?

알코올은 자신의 칼로리로 살을 찌우진 않지만 함께 먹은 음식을 모두 지방으로 저장시킨다. 다시 말해 술을 마시면서 섭취한 알코올의 칼로리는 가장 먼저 에너지로 쓰인다는 것이다. 따라서 함께 섭취한 음식의 에너지는 소모가 줄어 몸 안에 그대로 축적된다. 즉, 술로 섭취한 칼로리가 소모되는 동안 다른 영양소는 대부분 복부 내장지방으로 축적되어 비만을 일으킨다.

따라서 술의 칼로리보다 더 중요한 것은 술과 함께 먹는 안주이다. 술의 열량은 대부분 에너지로 먼저 쓰이기 때문에 안주 없이 술만 마시게 되면 이론적으로는 살이 찌지 않는다. 그렇지만 현실적으로 술자리에서 안주 없이 술만 마신다는 것은 거의 불가능할 뿐 아니라, 위장 점막 손상 등 건강에도 악영향을 끼친다. 일차적으로는 삼겹살, 족발, 파전, 튀김 등 열량이 높은 안주를 피하는 것이 중요하다. 그렇다고 마른안주를 택하는 것은 절대적으로 금해야 한다.

마른안주를 가벼운 술안주라고 생각하지만 마른안주야말로 숨은 다이어트의 적이다. 마른안주는 수분을 완전히 뺀 식품이기 때문에 부피가 줄어들어 포만감이 잘 느껴지지 않는다. 따라서 무의식적으로 많은 양을 섭취해서 고칼로리 식품을 다량으로 섭취하는 결과를 가져온다. 또한 이들 식품에는 염분 함량이 높아 부종과 비만을 초래할 수도 있다.

보통 술자리에서 우리가 섭취하는 소주 한 잔의 열량(50㎖)은 90㎉, 적포도주 한 잔(150㎖)은 125㎉, 백포도주 한 잔(150㎖)은 140㎉, 맥주 한 잔(200㎖)은 96㎉이다. 소주 한 병의 열량은 약 600㎉로 밥 두 공기에 해당한다. 마른오징어 한 마리의 칼로리는 약 220㎉고 여기에 땅콩, 아몬드 등의 견과류와 말린 과일 몇 개를 먹으면 1,000㎉가 훌쩍 넘는다. 트레드밀을 한 시간 뛰었을 때 소모되는 열량이 300㎉라고 했을 때 세 시간 이상을 뛰어야 겨우 소모되는 열량이다. 만약 이렇게 술을 마신 뒤 알코올의 칼로리만 소비했다면 나머지 칼로리는 고스란히 지방이 되는 것이다.

술안주, 어떤 걸 먹을까?

가벼운 안주라고 믿었던 마른안주는 이제 더 이상 입에 대서는 안 되는 안주가 되었다. 지방이 많이 포함된 삼겹살, 파전, 튀김, 돈가스, 치킨 등의 안주는 다이어트도 다이어트지만 술과 함께 섭취하면 건강에도 문제가 있을 수 있기 때문에 금해야 한다. 하지만 다이어트를 위해 안주 없이 술만 마시는 것은 좋지 않다. 안주를 먹지 않고 술만 마시면 알코올이 너무 빠르게 흡수되어 간에 부담을 주고 위에 강한 자극을 주게 된다.

그렇다면 다이어트에 적합하고, 똑똑한 술안주는 무엇일까? 양질의 단백질을 함유한 식품, 즉 회, 달걀, 콩, 두부 등이 가장 권장할 만하다. 그중 식물성 단백질인 콩, 두부는 수분도 많고 술을 분해하는 성분이 함유되어 있어서 좋은 술안주라고 할 수 있다. 앞에서 언급했듯이 얼핏 보기에는 마른안주가 기름기도 적고 담백해 보이지만 마른안주의 단골 메뉴인 땅콩이나 호두, 아몬드 등 견과류와 오징어, 쥐포, 육포는 의외로 칼로리가 높다.

오징어와 땅콩, 육포, 말린 과일과 같은 마른안주보다 비타민과 미네랄이 풍부한 생과일이나 생채소를 섭취하는 것이 좋다. 하지만 과일 통조림에 있는 과일은 당분의 함량이 높으므로 피한다. 생과일이나 생채소를 섭취하고 드레싱도 신중하게 선택한다. 드레싱만으로도 칼로리가 높아질 수 있기 때문에 될 수 있으면 담백한 드레싱이 좋고 최소한의 양을 첨가해 향만 즐기는 것이 좋다.

술자리에서는 자신도 모르게 섭취하게 되는 칼로리가 만만치 않다. 술을 마시면서 중간중간 마시는 콜라나 사이다 한 캔은 100kcal로 밥 3분의 1공기와 같다. 또한 탄산가스가 위벽을 자극해 알코올 흡수를 촉진하기 때문에 더 빨리 취하기도 한다. 술을 마실 때는 탄산음료를 피하고 녹차나 우롱차 또는 생수를 마시는 것이 현명하다. 특히 찬물은 소장의 연동 작용을 촉진시켜 알코올이 소장에 흡수되는 양을 최소화한다.

간혹 술을 마신 다음날 체중이 줄어 있는 것을 확인할 때가 있는데 이는 수분이 빠져나간 것이지 칼로리 소모로 인해 살이 빠진 것이 아니기 때문에 절대 방심해서는 안 된다. 살이 빠졌다고 생각해서 술 다이어트로 이어진다면 건강에 문제가 생길 수도 있다. 한때 남성들 사이에 술과 물만 마시는 술 다이어트가 유행한 적이 있지만 이는 절대 바람직한 다이어트라 볼 수 없다.

안주를 적게 먹으면서 술도 적당히 마실 수 있는 또 한 가지 방법으로는 술을 마시기 전 미리 간단한 식사를 하는 것인데, 이렇게 하면 포만감을 높여 안주를 적게 먹게 되고 술의 양도 조절할 수 있게 된다. 어떤 안주를 선택하느냐도 중요하지만 안주 먹을 기회를 최대한 줄이는 것 또한 중요하다. 술을 마실 때 대화를 주도하거나 노래를 부르고 춤을 추는 것은 안주 먹을 기회를 줄일 뿐만 아니라 열량 소비에도 큰 도움이 된다. 1차로 술을 마셨다면 2차는 노래방에서 몸을 푸는 것도 좋은 방법이다. 실제로 노래 한 곡을 부르면 10*kcal* 정도의 열량이 소비되기 때문에 술로 보충한 칼로리를 소비하는 데 도움이 된다.

술 마시는 시간대는 보통 9시가 지난 늦은 시각이 대부분이다. 밤이 되면 사람의 대사활동은 낮보다 훨씬 줄어들어 섭취하는 음식을 몸에 축적시키려고 하는 경향이 있다. 이렇듯 늦은 시간대에 필요한 열량은 기껏해야 300*kcal* 정도면 충분하기 때문에 그보다 많은 양의 열량은 모두 지방으로 저장된다고 봐야 한다. 따라서 체중 조절에 성공하기 위해서 술자리는 가급적 피하고, 술자리에 꼭 참석해야 할 때는 안주를 잘 선택해야 한다. 또한 술로 섭취한 열량은 그 자리에서 소비한다는 생각으로 최대한 많이 움직인다.

Tip
술안주 칼로리, 알고 먹자

혈당을 서서히 올려 인슐린이 과다 분비되지 않도록 하는 식품을 저인슐린 식품이라 한다. 저인슐린 식품을 섭취하면 당질이 지방으로 변하는 것과 지방이 지방 세포에 흡수되는 것을 억제할 수 있다.

안주	분량	열량(kcal)
골뱅이무침	1접시	103
과일샐러드	"	117
소갈비	"	328
삼겹살	"	397
낙지볶음	"	134
곱창전골	"	215
닭갈비	1인분	423
닭꼬치구이	"	500
도토리묵무침	"	56
노가리구이	2마리	93
모시조개국	1인분	40
해물탕	"	110
파전	1접시	205
족발	1인분(소)	202
소시지채소볶음	1접시	161
마른오징어포	1마리	308
육포	1인분	144
어묵탕	1인분	113
치킨다리	1조각	179

간식으로 무엇을 어떻게 먹느냐가 중요하다

★ 식사를 방해하는 간식은 다이어트를 망친다

정해진 식사와 식사 사이 즉 아침, 점심, 저녁 이외에 먹는 음식을 간식이라 한다. 간식은 정해진 식사만으로는 충족시키기 어려운 영양소를 보충하기 위해 먹거나 식사와 식사 사이에 허기를 달래기 위해 먹는다. 흔히들 다이어트를 하면 간식을 일체 금해야 한다고 생각하기 쉽지만 어느 정도 적절한 간식은 도움이 될 수 있다.

다이어트 중에는 음식물 섭취량이 전체적으로 줄어들기 때문에 비타민과 무기질 등의 필수 영양소가 부족하기 쉽다. 따라서 신체에 꼭 필요한 영양소 섭취를 위해서 다이어트 중에도 저열량 간식을 하루 한두 번 정도는 섭취해야 한다. 간식은 그 양도 문제지만 시간을 정해 놓고 먹는 것이 중요하다. 보통 하루에 두 번, 오전과 오후 또는 오후와 저녁에 간식을 섭취한다. 아침과 점심 사이가 좁다면 오전 간식은 생략해도 되고 저녁 간식은 최소한 잠들기 3시간 전에는 먹어야 한다. 불규칙한 간식 습관과 지나치게 많은 양의 간식을 습관적으로 먹는 것은 간식의 효과를 기대할 수도 없고 식욕저하, 소화 불량, 잘못된 식습관 등을 유발할 수 있다.

다이어트 중 간식 섭취는 하루 섭취 칼로리의 10% 이하로 하는 것이 좋다.

하루 평균 1,500*kcal*의 식사를 한다면 간식의 칼로리는 100*kcal* 정도가 적당하다. 식사와 식사 사이에 먹는 간식은 다음 식사에 방해가 되지 않는 선에서 허기를 달래기 위해 먹어야 한다. 간혹 식사 시간에 "아까 오후에 뭘 좀 먹었더니" 하면서 식사를 미룬 적이 있을 것이다. 고열량의 간식은 비만의 원인이며 식욕을 저하시켜 정상적인 식사를 하기 어렵게 만든다.

예를 들어 오후 5시쯤 배부르게 간식을 먹었다면 자연스럽게 저녁 시간이 미뤄지거나 저녁밥의 양을 줄일 수밖에 없게 된다. 간식을 먹어 배가 부른 탓에 조금밖에 먹지 않았던 저녁은 늦은 밤이 되면 문제가 된다. 야식을 생각나게 하기 때문인데 물론 허기를 참고 그냥 잠들 수 있다면 다행이지만 참지 못해 야식으로 이어진다면 체중 감량은 힘들어진다. 이렇게 다음 식사에 악영향을 끼치는 늦은 밤 잘못된 간식 습관은 그냥 세 끼를 꼬박꼬박 충실히 챙겨 먹는 것보다 못할 수 있다.

다이어트를 하는 동안의 간식은 분명히 다이어트에 도움이 되어야 한다. 다이어트를 시작하면 누구나 식단에만 신경을 쓰게 된다. 오로지 하루 동안 무엇을 먹었는지, 무엇을 먹을 것인지만 생각한다.

하지만 아무리 훌륭한 식단을 짜 놓고 다이어트를 실행한다 하더라도 간식으로 무엇을, 어떻게 먹느냐에 따라 다이어트 결과는 크게 달라진다.

으레 '간식은 금해야 하는 것'쯤으로 생각하기 쉽다. 하지만 철저하게 간식을 금하는 악착같은 다이어트를 실천하는 사람이 아니라면 세 끼 식사만큼 간식에도 신경써야 한다. 식사에 지장을 주지 않고 오히려 도움을 주는 간식, 이것이야말로 배고픔을 현명하게 극복하는 데 가장 필요한 것이 아닐까?

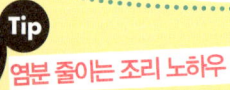
염분 줄이는 조리 노하우

다이어트와 건강을 말할 때 아무리 강조해도 지나치지 않은 저염식 식단. 염분을 줄이는 조리 방법은 생각보다 간단하다.

칼국수보다는 만두 5개가 있는 만둣국	칼국수(489kcal) 〉 만둣국(394kcal)	밀가루로 만든 단일 식품이라는 면에서 두 식품 모두 다이어트 중에는 자제해야하지만 꼭 선택을 해야 한다면 밀가루의 분량이 적고 다른 영양소를 섭취할 수 있는 만둣국을 선택할 것.
양념 치킨보다는 프라이드 치킨	양념 치킨 (290kcal) 〉 프라이드 치킨 (210kcal)	우선 둘 다 튀겨 낸 것이어서 기본적인 칼로리는 상당히 높지만, 양념 치킨은 달짝지근한 양념을 버무린 것이어서 칼로리가 더 높다. 프라이드 치킨을 선택하고, 만약 전기구이나 숯불구이가 있다면 더욱 좋다.
피시버거보다는 햄버거	피시버거(360kcal) 〉 햄버거(260kcal)	튀김가루에 묻혀서 튀긴 생선은 석쇠에서 구운 햄버거의 고기보다 칼로리가 훨씬 많다.

오므라이스보다는 카레라이스	오므라이(720kcal)〉 카레라이스 (634kcal)	오므라이스는 채소를 잘게 썰어 기름과 볶아서 기름의 흡수가 많으며, 달걀지단 역시 기름에서 익힌 것이므로 지방 섭취가 많아질 수 있다.
유부초밥보다는 김초밥	유부초밥(502kcal)〉 김초밥(375kcal)	양이 적어 보이는 유부초밥은 기름에 튀기고 조린 유부의 기본적인 칼로리 때문에 문제가 된다. 또한 밥의 양이 생각보다 많아 고탄수화물 식품이다. 채소가 골고루 있는 김초밥을 선택하는 것이 좋다.
흰살 참치 초밥보다는 붉은살 참치 초밥	흰살 참치(151kcal)〉 붉은살 참치(76kcal)	참치의 배 부분인 흰살 부분은 지방 함유량이 높아 다른 부위보다 칼로리가 높다.
이온 음료보다는 식이 섬유 음료	이온 음료(80kcal)〉 식이 섬유 음료 (40kcal)	다이어트할 때 스포츠 음료를 일부러 찾는 경우도 있다. 하지만 스포츠 음료는 청량 음료와 비슷한 칼로리를 가지고 있으므로 주의한다. 음료보다는 물을 자주 마시는 습관을 들이는 것이 중요하다.
팝콘보다는 뻥튀기	팝콘(450kcal)〉 뻥튀기(185kcal)	뻥튀기도 다이어트 추천식이기는 하지만 많은 양을 먹으면 만만치 않은 칼로리를 낸다. 팝콘은 버터로 튀기고 소금으로 간을 한 것이므로 피하는 것이 좋다.

다이어트 간식으로는 양보다 질이 우선!

식사에 지장을 주지 않는 간식을 먹어야 한다는 것에 공감한다면 그 다음 생각할 것은 간식의 종류이다. 도대체 무엇을 먹어야 식사에 지장을 주지 않고 허기도 달래고 영양도 보충할 수 있을까? 간식은 얼마나 먹느냐도 물론 중요하지만 무엇을 먹느냐가 더욱 중요하다. 저칼로리 식품이면서 영양은 풍부한, 그러면서도 맛있고 허기도 달랠 수 있는 간식이면 다이어트 간식으로는 최고다.

일반적으로 간식이라 하면 빵, 비스킷, 과일, 우유, 주스, 패스트푸드, 초콜릿 등을 떠올린다. 열량이 높아 한 끼 식사로도 꺼려지는 패스트푸드를 간식으로 먹는다는 것은 결국 다이어트를 포기하겠다는 얘기나 마찬가지다. 패스트푸드는 몸에 필요한 비타민, 무기질은 아주 적게 함유된 반면 열량과 염분의 함량이 높아 비만과 각종 성인병의 원인이 될 수 있다. 또한 너무 단 과자류, 초콜릿, 혈당을 올리는 빵, 케이크 등은 피해야 한다. 체중 조절에 성공하려면 빵과 과자, 초콜릿, 사탕 등 무수한 군것질거리의 달콤한 유혹을 뿌리쳐야 한다. 간식으로 빵이 먹고 싶다면 호밀빵이나 바게트를 이용하고 채소를 곁들여 먹어야 한다.

아무 때나 쉽게 먹는 스낵류에는 주로 열량을 내는 탄수화물류의 영양소가 많이 들어 있다. TV를 보면서 무심코 섭취하는 스낵으로도 살이 찔 수 있다는 얘기다. 또한 늘 커피와 주스를 입에 달고 사는 대부분의 사람이 음료는 간식으로 인식하지 않는다는 조사 결과도 있었다. 하지만 과일 주스와 달콤한 맛의 커피 칼로리를 체크해 본다면 깜짝 놀랄 만한 결과를 확인할 수 있을 것이다. 과일 하나를 먹는 것보다 과일 주스 한 잔을 마시는 것이 열량은 훨씬 높은데 반해 포만감은 적다.

또한 커피에 크림이나 시럽을 추가해 먹게 되면 그 칼로리는 상상을 초월한다. 이러한 음료 대신 녹차와 허브티, 물을 수시로 마시는 것이 좋다.

지금까지 먹어 온 간식과 다이어트 간식은 분명 달라야 한다. 다이어트에 좋은 간식으로는 저지방 우유, 삶은 달걀 흰자, 토마토, 오이, 치즈 등이 있다. 채소, 과일 등 신선한 자연식을 이용하는 것도 다이어트의 지름길이다. 토마토는 한 개에 50kcal의 저열량으로 체지방 증가를 억제하는 성분이 들어 있어 다이어트에 유용하고, 오이 역시 1개에 40kcal밖에 되지 않아 다이어트에 좋다.

과일은 비타민은 풍부하지만 개당 칼로리는 높은 편이다. 바나나 한 개는 100kcal, 사과 한 개는 250kcal, 포도 한 송이는 350kcal로 결코 낮지 않은 열량이다. 결코 마음 놓고 섭취할 수 있는 칼로리는 아니다. 저녁 식사 후 과일을 먹게 되면 당도가 높아 뱃살의 주범이 되기도 한다. 과일은 열량을 충분히 소비할 수 있는 낮에 먹는 것이 바람직하다.

단백질과 칼슘의 좋은 급원이 되는 우유에는 탄수화물과 지방 성분이 다량 함유되어 있다. 우유 100㎖에는 평균적으로 지방이 3~4g정도 들어 있다.
　따라서 지나치게 많은 양의 우유를 마시기보다는 유지방 함량이 낮은 저지방 우유를 선택하는 것이 좋다. 포만감을 주면서도 다음 끼니에 지장을 주지 않고, 영양소는 충분히 보충할 수 있는 질 좋은 간식은 다이어트를 보다 효과적으로 할 수 있도록 도와준다.

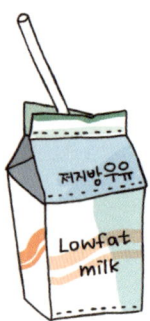

다이어트 중에는 카페인과 이별하라

카페인, 다이어트에 도움이 될까?

숙면은 다이어트 성공 요인 중 하나이다. 커피의 카페인은 밤잠을 쫓아 다이어트를 방해하기도 한다. 하지만 이것이 커피를 금하는 이유의 전부는 아니다. 블랙커피 자체엔 열량이 거의 없다. 더군다나 기초 대사량을 높여 열량 소모를 돕는다.

그렇다면 밤잠을 방해하는 것 말고는 다이어트에 오히려 도움이 된다고 생각하기 쉽다. 그럼에도 불구하고 비만 전문의들이 커피가 다이어트에 좋지 않다고 주장하는 데는 어떤 이유가 있을까?

카페인이 기초 대사량을 높인다는 이야기는 사실이다. 카페인은 아드레날린에 작용해 기초 대사량을 높이고 약간의 체온 상승을 가져와 칼로리를 소모시킨다는 보고가 있다. 하지만 그것은 1일 50~100<i>kcal</i> 내외에 불과한 것이고 이는 식사 조절로도 얼마든지 가능한 것이다. 물론 다른 영향을 전혀 주지 않고 단지 기초 대사량을 높여 칼로리를 소비한다면 다이어트에 좋은 식품일 것이다.

그렇지만 카페인에는 인슐린 분비를 촉진하는 성분이 들어 있고, 분비된 인슐린에 맞춰 몸 속 혈당의 수치가 높아지게 된다. 또 과도하게 분비된 인슐린은 혈당의 일정 부분을 지방으로 저장한다. 음식을 섭취했을 때

소모되지 않고 남은 칼로리는 모두 지방으로 전환된다는 것이다.

    결국 커피를 마시면 인슐린이 과다 분비되어 비만의 우려가 커진다. 더 실제적으로는 위산이 과다 분비되고, 장운동을 촉진시켜 쉽게 배고픔을 느끼게 해서 결국 식사량 조절도 어렵게 한다.

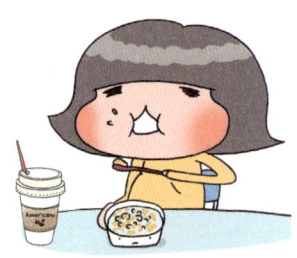

Tip
커피 전문점의 커피, 어떤 음식과 맞먹을까?

점심 후, 간단하게 즐기는 커피 전문점의 커피 한 잔.
과연 우리가 평소에 먹는 어떤 음식과 맞먹는 칼로리를 가지고 있는 것일까?

▶ 에스프레소	100kca	사과 1/2개
▶ 아메리카노	15kcal	딸기 세 개
▶ 카푸치노	150kca	오믈렛 100g
▶ 캐러멜 마키아또	320kcal	생선초밥 일 인분
▶ 카페모카	400kcal	피자 한 조각
▶ 모카 캐러멜 라떼	410kca	짬뽕 한 그릇
▶ 화이트 초콜릿 모카	510kcal	햄버거+콜라 한 잔
▶ 화이트초콜릿 모카프라푸치노	450kca	김밥 두 줄

카페인은 밤잠만 쫓는 게 아니다

현대인들에게 생활의 한 부분이 되어 버린 카페인. 카페인은 커피뿐만 아니라 우리가 마시는 콜라나 녹차, 홍차, 약국에서 파는 드링크, 두통약 등에 소량씩 첨가되어 있다. 우리 생활 여기저기에서 접할 수 있는 카페인은 수많은 중독자들을 만들어 낸다.

주변에서 커피 중독에 빠진 사람을 자주 볼 수 있다. 하루에 커피 5~6잔은 기본으로 마시는 카페인 중독자들에게는 잠을 자는 7~8시간 동안에도 약한 금단 현상이 나타난다. 따라서 아침에 일어나자마자 커피를 마시고 싶은 강한 욕구가 생기는 것이다.

공복에 커피를 마시면 카페인 등 커피 내의 여러 자극 물질이 위점막을 공격해 위장질환의 원인이 되기도 한다. 위를 자극시켜 더 큰 공복감을 가져와 과식으로 이어지는 악순환이 되풀이 되기도 한다. 커피는 일시적으로 입맛을 떨어뜨리기도 하지만 위산의 분비를 늘려 공복감을 가져와 결과적으로는 식욕을 증가하게 만든다.

뿐만 아니라 카페인은 철분의 흡수를 억제하기도 한다. 식사 후 후식으로 마시는 커피는 위에서 소화된 음식물의 철분이 체내 특정 물질과 결합해 흡수율을 높이는 것을 방해한다. 다이어트 중 철분 섭취는 매우 중요하다. 따라서 평소 빈혈 증상이 있는 사람이나 다이어트 중인 사람에게 식사 직후 커피를 마시는 것은 매우 좋지 않은 습관이라 할 수 있다.

물론 커피를 마시면 이뇨 작용으로 인해 체중이 감소하는 효과를 볼 수 있다. 하지만 이것은 단순히 수분이 빠져나간 것이지 체지방의 감소로 보기는 힘들다. 문제는 수분이 빠져나가면서 체내의 무기질이 빠져나가는 것인데 다이어트를 할 때 비타민과 무기질은 매우 중요한 역할을 한다.

따라서 다이어트를 하는 중에 커피를 마시고 싶다면 하루 한두 잔 이하로, 그것도 오전 중에 마시는 습관을 갖는 것이 바람직하다.

다이어트에도 요령이 있다.
생활 습관, 숟가락 등만 바꿔도 살을 뺄 수 있다.

생활 습관의 교정만으로도 충분히 다이어트에 성공할 수 있다. 자신을 비만하게 만든 원인이 모두 잘못된 생활 습관에 있는 것은 아닌지 냉정하게 점검해 보는 것이야말로 다이어트에 성공할 수 있는 지름길이다.

PART 4

저녁 라이프 스타일을 **바꾸자**

두 달만 고생하면 당신도 바꿀 수 있다

⭐ 하루아침에 달라질 거라는 생각은 버려라

비만으로 고민하는 사람들의 바람은 하나같이 단기간에 목표한 만큼 살을 빼는 것이다. 하지만 필자는 처음부터 단기간에 살을 빼지 말라고 당부한다. 체중 감량 수치는 한 달에 1~5kg이 적당하다. 한 달에 5kg을 넘는 감량은 인체에 심각한 부작용이 발생해 체중 감량에 실패하는 결과를 초래하기 때문이다. 무리한 다이어트, 즉 빨리 뺀 살은 그만큼 빨리 찐다.

다이어트에 성공하기 힘든 이유 중 하나가 성급함이다. 사람들은 짧게는 일주일, 혹은 한 달 안에 몇 치수 줄어든 옷의 사이즈, 감량된 체중, 갸름한 얼굴, 군살 없는 허리 등 눈에 띄는 성과를 기대한다. 그래서 단기간 성과를 위해 유행 다이어트에 빠지거나, 약물에 의존하기도 하고 초열량식 다이어트 식품에 기대기도 한다. 하지만 하루아침에 살이 찐 게 아니듯 빠지는 것 역시 단 며칠 만에 가능할 거라는 생각은 처음부터 잘못된 생각이다.

꾸준히 찐 살은 꾸준히 빼는 수밖에 없다. 그래야 몸이 줄어드는 체중을 기억하고 그 체중을 유지하려고 한다. 다이어트에 성공한다는 것은 '체중이 얼마나 줄었나'보다 '감량한 체중을 잘 유지하고 있는가'이다. 그렇다면 어떻게 해야 다이어트에 성공하는 것일까? 우선 목표 체중에 도달하는 기간을 적어도 6개월 정도로 길게 잡아야 한다. 3개월은 감량에 힘쓰고 나머지 3개월은 유지에 힘써야 한다. 다이어트는 시간과의 싸움이다. 급속한 체중 감량은 반드시 부작용이 따르기 때문에 몸이 스스로 적응할 수 있도록 인내심을 갖고 적절한 속도로 감량해야 한다.

살이 찌는 것은 잘못된 습관 때문이다. 늦은 밤에 야식을 먹거나, 불규칙한 식습관을 갖고 인스턴트 및 고칼로리 음식에 길들여진 나쁜 습관을 바꾸는 데는 2개월이면 충분하다. 처음에는 바뀐 습관에 적응하기 힘들지만 2개월 정도가 지나면 바뀐 습관은 또 다른 자신의 습관으로 몸에 배게 될 것이다. 서서히 좋은 습관을 들이게 되면 오히려 야식을 하고, 폭식을 하던 예전의 안 좋은 습관으로 돌아가기가 힘들어질 것이다. 결국 그때가 되면 자연스럽게 체중이 감소하고 유지가 쉬워진다.

TV를 보면 여자 연예인들이 모두 깡마른 몸매를 자랑이라도 하듯 노출하는 데 급급하고, 심지어 조금이라도 뚱뚱하면 개그나 유머의 소재가 되기도 한다. 비만 관리 전문 업체는 유명 연예인을 내세워 단기간에 몇 킬로그램을 감량했다는 카피로 광고를 내보낸다. 이런 분위기 속에서 뚱뚱하면 하루라도 빨리 살을 빼야 대접받고 살 수 있다는 다이어트 강박 관념에 시달리게 된다.

이러한 강박 관념은 사람들로 하여금 그들이 내세우는 다이어트 방법이나 유행 다이어트에 필사적으로 매달리도록 만든다. 하지만 이러한 방법들은 거의 실패로 돌아가고 다시 체중이 불어나는 악순환을 거듭하기 쉽다. 다이어트를 계획하고 있다면 TV에 나오는 연예인이나 광고 속 모델을 목표로 삼지 않아야 한다. 유명 연예인을 모델 삼아 자신의 신체 상태는 아랑곳하지 않고 급속한 체중 감량에만 집착하다 보면 지방과 함께 몸에 절대적으로 필요한 근육과 수분이 함께 빠져나가 결국 몸에 무리가 따른다.

체내에 들어온 칼로리 중 소비되지 않고 남은 칼로리는 모두 지방의 형태로 축적되지만 근육과 수분은 우리 몸에 필요한 만큼만 체내에 존재한다. 따라서 한 달에 최대 5kg 이상 급속히 체중을 감량할 경우 우리 몸에 꼭 필요한 근육과 수분이 함께 빠져 심각한 후유증에 시달리게 된다. 결국 인체는 부족한 근육과 수분을 채우기 위해 어떤 형태로든 식욕을 자극해 음식을 보충하려고 한다.

지금부터 하루아침에 날씬해져야 한다는 생각은 모두 버려라. 식욕에 맞서 싸우고 좋지 않은 습관을 하나씩 바꿔 나가는 것이 얼마나 고통스럽고 힘든 과정인지 모두들 알 것이다. 하지만 길어야 2개월이다. 시간과 의지, 몸과 타협하면 누구든 날씬해질 수 있다.

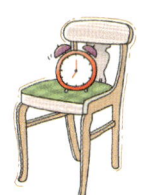

같은 시간, 같은 장소에서 규칙적으로 먹어라

규칙을 만들어야 살이 빠진다

다이어트를 한다는 것은 잘못된 식습관을 고치는 것에서부터 시작된다. 아무 장소에서 아무 때나 먹고 싶은 대로 먹는다면 리듬은 깨지고 결국 다이어트 실패로 이어진다. 다이어트는 정해 놓은 규칙을 얼마나 잘 지키느냐 못 지키느냐에 따라 결과가 달라지게 마련이다. 따라서 한 가지 규칙만 정하고 잘 지킨다면 보다 쉽게 다이어트에 성공할 수 있을 것이다.

우선 식사를 하거나 간식을 먹는 장소를 한 곳으로 지정해야 한다. 지금까지는 장소를 정해 놓고 음식을 먹지 않았던 사람도 상당수 있었을 것이다. 음식이 있는 곳이라면 어느 곳이든 장소에 상관없이 먹어 왔다면 지금 당장 그것부터 바꿔야 한다. 보통 먹는 장소는 부엌의 식탁이나 TV가 있는 거실의 탁자, 방, 책상 정도였을 것이다. 그러나 이제부터는 자신이 주로 활동하는 곳이 아닌, 먹을 때만 가는 장소를 만들어야 한다. 그곳이 어디든 한 곳만을 정해 다른 곳에서는 절대 먹지 않는 습관을 들여야 한다.

만일 편안한 의자에 앉아 TV를 보다가 간식이 먹고 싶어지면 TV시청을 포기하고 일어나 지정된 장소로 가서 간식을 먹어야 한다는 자신만의 규칙을 정해, 먹고 싶을 때마다 이동하게 만들어라. 컴퓨터 앞에 앉아 인터넷 서핑을 하다

가도 무언가 먹고 싶어지면 일어나라. 음식을 갖고 다시 돌아오는 것이 아니라 정해진 장소에서 모두 먹고 돌아오는 것이다. 그렇게 되면 자연스럽게 음식도 먹는 장소에만 보관할 것이고 여기저기 널린 음식을 먹고 싶은 유혹을 애써 참을 필요도 없다.

심리적으로 먹는 게 눈앞에 있으면 흔들리게 마련이다. 꼭 배가 고파서가 아니라 음식이 눈앞에 있으니까 먹는 게 대다수다. 이렇게 충동적으로 먹게 되는 칼로리가 얼마나 많은지 생각해 본 적이 있는가. 이렇게 무의식적으로, 충동적으로 먹는 칼로리만 줄여도 다이어트에 큰 도움이 된다.

만일 정말 배가 고프다면 있던 자리에서 지정된 장소로 가는 것은 그다지 어려운 일이 아닐 것이다. 배가 고프지는 않지만 간식이 먹고 싶다거나 야식이 먹고 싶을 때, 하던 일을 멈추고 지정된 장소로 이동해 먹어야 한다면 섭취 빈도가 확실히 줄어들 것이다.

하지만 지정된 장소를 정하는 것에도 기준이 있다. 평소 활동하는 곳이 아닌, 꼭 먹기 위해 가야 하는 장소로 정해야 한다. TV 앞이나 컴퓨터 앞, 침대 위는 안 된다. 다른 일을 하면서 먹으면 자신이 먹는 양을 체크하지 못할뿐더러 자제력을 잃기 쉽다. 또한 포만감을 느끼기 힘들어 폭식을 하는 경우도 있다. 꼭 정해진 장소에서 식사하도록 습관을 들이는 것이 좋다.

장소를 정했다면 그 다음은 규칙적인 식사 시간을 정해라. 식사 간격은 보통 4~5시간 정도가 적당하며 한 끼 식사 시간은 20~30분 이상으로 정해 천천히 먹는 습관을 갖도록 한다. 매일 정해진 시간에 식사를 하도록 하고 간식 시간도 정해 두는 것이 좋다. 간식은 하루에 한 번, 두 번 이런 식으로 횟수를 정하는 것이 아니고 시간을 정해야 한다. 예를 들어 아침을 7시 30분에 먹었다면 점심은 12~1시, 오후 3~4시쯤 간식, 오후 6~7시에 저녁을 먹는 식의 규칙을 정하는 것도 필요하다.

규칙적인 식습관은 아무리 강조해도 지나치지 않는다. 그만큼 다이어트에서 제때에 먹고 같은 장소에서 먹는 습관을 들이는 것이 중요하다.

달콤한 유혹, 길거리 음식을 조심하라

맛은 GOOD, 다이어트에는 NG

대한민국 전 국민의 기호식품이라고 해도 과언이 아닌 떡볶이, 순대, 튀김 등 분식은 대표적인 길거리 음식이라 할 수 있다. 학교 주변이나 집으로 돌아오는 버스 정류장 근처에 포진된 길거리 음식의 유혹을 뿌리치기란 쉽지 않다. 겨울 내내 사람들의 구미를 당기는 어묵과 붕어빵, 호떡, 군고구마는 어떠한가. 다이어트 중이라면 더더욱 유혹을 뿌리쳐야 한다는 생각을 하지만 사실상 그냥 지나치기 힘든 게 현실이다.

길거리 음식은 그 냄새만으로도 식욕을 자극한다. 눈 딱 감고 돌아서면 그만일 테지만 길거리 음식을 지나칠 때면 언제나 무수한 갈등을 하게 된다. 결국 "저녁 대신 저 음식들을 먹으면 별 문제 없지 않을까?" 하며 합리화시키기 시작한다. 문제는 칼로리에서 끝나는 것이 아닌데도 말이다.

저녁 대신 선택하기에는 길거리 음식의 대부분이 그 맛에 비해 영양은 너무 불균형하다. 만약 식사 대용으로 길거리 음식을 선택해 떡볶이 한 접시와 튀김 몇 조각을 먹었다면 그 칼로리는 한상 잘 차려 먹은 저녁과 맞먹는다. 어쩌면 그 이상일 수도 있다. 하지만 이렇게 선택한 길거리 음식의 대부분은 높은 탄수화물과 지방으로만 구성되어 있다.

높은 열량에 비해 영양은 턱없이 부족하다. 그야말로 저녁밥까지 포기하고 먹은 길거리표 음식들은 단지 먹고 싶다는 충동으로 선택한 것일뿐 다이어트와 건강에 어느 하나 도움이 되지 않는다.

만약 이러한 길거리 음식을 간식으로 소량만 섭취했다 하더라도 상황은 마찬가지다. 간식은 다이어트 중에 필요한 영양소를 보충하는 차원에서 이뤄져야 하지만 이러한 음식들을 간식으로 섭취한다면 탄수화물과 지방 과잉으로 이어진다.

우리나라 사람들은 주식으로 쌀밥을 먹기 때문에 탄수화물은 일상생활에서 충분히 섭취가 가능하다. 따라서 고탄수화물 덩어리인 길거리 음식을 간식으로든 식사 대용으로든 섭취할 경우 비만의 주범이 될 수 있다. 또한 길거리 음식의 대부분은 화학조미료와 나트륨, 설탕을 과다하게 사용해 그 중독성이 매우 강하다.

대부분 다이어트를 하는 사람들이 길거리 음식을 섭취할 때는 극심한 스트레스에 시달리게 된다. '다이어트 중인데 이런 음식을 먹어도 될까?' 하는 생각이 먹는 내내 머릿속을 떠나지 않아 포만감이 오지 않은 상태에서 먹다 마는 듯 끝낸다. 이렇게 되면 시간이 얼마 지나지 않아 또다시 간식을 찾게 되는 상황이 반복된다.

길거리 음식들 대부분은 기본적으로 당 지수가 높기 때문에, 섭취 시 혈당이 급격히 높아진다. 이는 인슐린의 분비를 지나치게 자극해 다시 저혈당을 일으키고 분비된 인슐린은 소비되지 않은 칼로리를 지방으로 전환시킨다. 또한 나트륨의 과잉 섭취로 부종과 위산 과다를 일으켜 속쓰림이나 공복감을 자극하므로, 식후에도 단 음식이나 부드러운 음식을 더 섭취하고 싶은 욕구가 생기는 경우가 흔하다.

환경적으로도 집에서 식사할 때보다 서서 급하게 먹거나 빨리 먹고 일어나야 한다는 생각에 먹는 속도도 빨라지고 양도 평소보다 증가될 수 있다.

그렇다면 그 수많은 유혹을 어떻게 뿌리쳐야 할까? 물론 길거리 음식을 피해서 다른 길로 돌아갈 수도 있지만 또 그러지 못할 상황도 있을 수 있다. 때문에 앞을 지나칠 때쯤 친구와 전화 통화를 한다거나 집에 가서 먹을 저녁을 생각하라. 학생이라면 수업을 마치고 친구들과 삼삼오오 집으로 돌아오는 길에 들러서 먹게 되는 경우가 가장 많다. 친구들과 함께 먹게 되는 떡볶이 한 접시, 따끈한 어묵의 유혹은 뿌리치기가 힘들다. 친구들에게 양해를 구하고 설득할 자신이 없다면 차라리 집으로 돌아올 때 혼자 돌아오는 게 낫다. 길거리 음식의 유혹은 그 앞을 지나는 잠깐의 순간임을 기억하자. 그것만 뿌리쳐도 다이어트 성공에 한 걸음 다가간다는 사실을 명심해라.

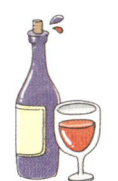
술자리가 있다면
늦게 합류하고 일찍 빠져라

술자리, 여우처럼 즐겨라

다이어트하는 사람들에게 술자리는 그야말로 최고의 유혹이다. 수많은 안주의 유혹과 함께 술을 마시다 보면 자제력도 잃기 쉬워, 지금까지의 다이어트 노력이 모두 허사가 되기 쉽다. 술자리는 인간관계를 만들고 친목을 다지기에 좋은 자리이지만 불행하게도 다이어트를 하는 사람에게는 극복해야 할 최대의 난관이다. 그렇다고 다이어트를 한다는 이유로 술자리를 요리조리 피하기만 하다 보면 날씬하고 예쁜 몸매를 갖기 전에 따돌림을 당할 수도 있다. 술자리에서 여우같이 다이어트를 할 수 있는 비책은 없는 걸까?

우리는 보다 현명한 다이어트 방법을 원한다. 즉, 어느 자리에서나 어울릴 수 있는, 그러면서도 나름대로 최선의 방법을 선택하는 것이다. 그러기 위해선 일단 술자리 참석을 최대한 미뤄라. 아름다운 몸매를 위한 선의의 거짓말이 도움이 될 수 있다. 주의할 것은 술자리 시작 전까지는 늦게 간다는 얘기를 해서는 안 된다. 약속이 미뤄지면 의미가 없기 때문이다. 술자리가 시작되고 적어도 한 시간 후에 도착하도록 거짓말을 해라. 야근 핑계를 대도 좋고 교통 핑계를 대도 좋다. 어떻게 해서든 늦게 도착해야 한다. 술자리 참석을 미루는 동안 배를 채워라. 저녁을 거르거나 부실하게 먹고 술자리에 가면 폭식을 할 확률이 높으므로, 술자리에 가기 전에 저녁은 못 먹더라도 요기는 꼭 하고 가야 한다.

술자리가 무르익을 때쯤 도착하면 앉을 자리도 대부분 바깥쪽이다. 바깥쪽 자리는 다이어트 중 참석하는 술자리에선 명당이나 다름없다. 테이블 끝쪽이나 문 앞에 앉으면 누군가 화장실을 갈 때도 일어나야 되고 휴지나 물 등 잔심부름을 하게 될 확률이 높다. 조금이나마 움직여 칼로리를 소비할 수 있고 술도 덜 먹을 수 있게 된다.

흔히들 건배를 잘하는 사람 옆자리나 주당 옆에는 앉지 말라고 하는데 이것도 좋은 방법이다. 술을 잘 마시는 사람 옆에 앉으면 자연스럽게 그 속도를 맞추게 되어 있다. 그러다 보면 한 잔 마실 술을 서너 잔 마실 수 있고 안주도 많이 먹을 수밖에 없다.

술은 될 수 있으면 최대한 천천히 마시고 이야기를 많이 해야 한다. 술자리에서는 듣는 것보다 대화를 리드하는 것이 좋다. 대화를 하는 것만으로도 술과 안주의 양을 줄일 수 있고 적은 양이지만 칼로리도 소비된다. 될 수 있으면 폭탄주는 피하고 냉수에 희석시켜 마시는 것이 칼로리를 줄이는 방법이다.

연이은 술자리보다 노래방을 2차로 선택하는 것이 현명하다. 2차로 또 술을 마시게 된다면 더 많은 칼로리를 섭취하게 된다. 노래를 하게 되면 호흡을 통해 알코올 대사물이 빨리 배출되고, 신나는 댄스 곡을 부르며 춤을 추면 열량도 소비할 수 있다.

  노래방에 가서는 절대 앉아만 있지 말고 마음껏 춤추고 노래해야 한다. 단 노래방에서 마시는 음료는 물 외에는 절대 안 된다. 노래방은 칼로리를 소비하기 위해 온 곳이라 생각하고 더 이상의 칼로리 섭취는 막아야 한다. 노래방에서 나와 또 다른 술집으로 이동할 수도 있지만 이제는 집으로 돌아가야 한다. 계속 이어지는 술자리에 참석하게 되면 처음 온갖 핑계를 대고 늦게 도착한 술자리의 의미가 없어진다.

  다이어트 중에 참석하는 술자리에서는 똑똑하고 현명하게 대처하는 것이 중요하다. 무작정 참거나 아예 포기하는 것이 아니라 적절히 상황에 맞게 대처하면 좋은 인간관계와 다이어트 성공이라는 두 마리 토끼를 모두 잡을 수 있다.

식사에도 통금 시간을 정해라

늦은 식사는 비만을 부른다

늦은 식사는 다이어트를 할 때 절대 금물이다. 자신의 라이프 스타일에 맞춰 식사에도 통금 시간을 정해야 한다. 환자들과 상담하면서 식사 통금 시간을 물어보면 외출에서 돌아오는 시간 외에 식사에 통금 시간을 정하는 것도 있냐며 다들 의아해하곤 한다. 그만큼 비만 환자의 대부분이 식사 시간에 대한 뚜렷한 금기 사항이 없다는 것이다.

일반적으로 체중을 감량하기 위해서는 잠들기 6시간 전부터 금식을 해야 하고 유지하기 위해서는 잠들기 3시간 전부터 금식해야 한다. 어떤 형태로든 자신에게 맞는 방법을 택해 규칙적으로 통금 시간을 지키면 그 시간 이후에는 위산 분비가 줄어 공복감도 줄어들고 식욕도 크게 줄어든다.

다이어트를 할 때 가장 힘든 건 당연히 음식의 유혹이다. 가정주부나 학생보다 바깥 음식을 많이 접할 수 있는 사람일수록 다이어트가 더욱 힘든 건 사실이다. 당연히 밖에 있는 시간이 많다 보면 먹을 기회도 많아진다.

최대한 저녁 약속을 줄이고 식사 시간에 맞게 집으로 돌아와 저녁을 먹는 것이 현명한 다이어트 방법이다. 만약 늦은 밤까지 저녁 약속이 이어진다면 자신만의 통금 시간을 지켜 야식이나 간식은 생략하고 차를 마시면서 대화를 나누는 것도 좋다. 하지만 이것만으로는 안심할 수 없다.

집에 돌아와 먹는 장면이 자주 나오는 TV 프로그램을 시청하는 것만으로도 얼마든지 식욕을 부추길 수 있다. 이러한 상황에 반복적으로 노출되어 자꾸 스트레스가 쌓이다 보면 의지가 흐트러지기 쉽다. 아예 통금 시간이 다가오면 TV 시청보다는 책을 읽거나 가족과 대화를 하거나 친구와 전화로 수다를 떠는 게 낫다.

간혹 환자들에게 6시 이후에는 무조건 음식을 먹으면 안 되느냐는 질문을 받기도 하는데, 이것은 자신의 활동 시간과 상관이 있기 때문에 꼭 5시, 6시, 7시라고 시간을 말하기는 힘들다. 수면 시간은 새벽 2시인데 6시 이후부터 금식을 한다면 오히려 깨어 있는 동안 야식을 할 가능성이 커진다.

처음부터 12시 취침 시간을 정하고 6시 이후에는 아무것도 먹지 않겠다고 통금 시간을 정하면 처음에는 잘 지켜지는가 싶다가도 얼마 못가 5시 정도가 되면 마음이 급해진다. 한 시간 후부터는 음식을 먹을 수 없을 거라는 생각에 저녁 식사량을 제어하지 못하고 과식하는 경우도 종종 있다.

저녁 식사로 적당량만을 먹더라도 10시 정도가 되면 배가 고파 잠이 오지 않는 등 불면증과 심리적 스트레스를 받기도 한다. 처음부터 너무 무리하게 식사 통금을 정하게 되면 그만큼 실패할 가능성이 크다. 잠들기 전 3시간, 4시간, 5

시간 등 본인의 적응 속도를 체크해 차차 시간을 늘려가는 것이 현명하다.

이렇듯 식사에 통금 시간을 정하고 꾸준히 지키는 데는 '이번 고비를 넘기면 날씬해질 수 있다.' '원하는 옷을 입을 수 있다.'라고 스스로에게 주문을 걸면서 자신의 의지를 컨트롤하는 것도 도움이 된다.

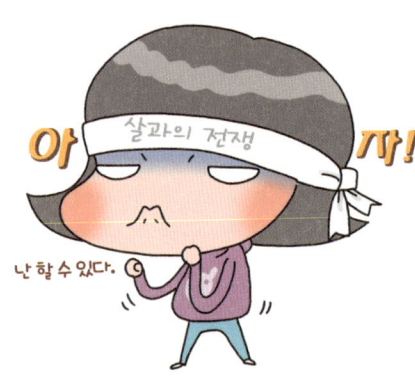

많이 움직일수록 살은 빠진다

★ 게으름은 비만의 지름길

비만 환자들의 공통점 중 하나는 움직이는 것을 싫어한다는 것이다. 비만 환자가 되기 전부터도 그랬고 비만 환자가 된 후에는 더 더욱 그렇다. 어쩌면 게으른 생활 습관이 비만에서 탈피하지 못하게 발목을 잡는 가장 큰 요인일지도 모른다.

지난 겨울에 만난 20대 후반의 한 여성은 움직이는 것을 너무도 싫어하는 고도 비만 환자였다. 재미없는 TV프로를 보다가 채널을 돌리고 싶은데 조금 떨어진 곳에 리모컨이 있으면 그 리모컨을 가지러 가기 귀찮아 누군가 가져다 주기 전까지 재미없는 프로를 꿋꿋하게 봤다. 바쁘지 않아도 3층 높이에서도 엘리베이터로 이동하는 것이 그녀에겐 당연한 일이었다. 집 앞에 나가는 것도 힘들어 외출도 잘 하지 않을 정도였다. 그녀에게 유일하게 힘들지 않고 귀찮지도 않은 일은 오로지 먹는 일 한 가지뿐이었다. 이렇게 많이 먹고 최소한만 움직이는데 어떻게 살이 찌지 않겠는가? 살이 빠지는 것은 고사하고 하루하루 체중이 늘어 이제는 움직이는 것조차 버거워 병원을 찾았다고 했다.

우선 이 환자에게는 운동을 권하지 않았다. 당장 TV 채널을 돌리는 것조차 귀찮아 하는데 하루 30분 이상씩 운동하라는 것은 그 결과가 너무나도 뻔히

보이기 때문이었다. 생활하면서 움직일 기회를 만들라고 당부했다.

주차장에 차를 조금 멀리 세우고 목적지까지 단 몇 미터라도 평소보다 더 걷도록 권했고, 저녁을 먹고 TV를 시청하는 시간을 대폭 줄이도록 했다. TV를 볼 때는 제자리걸음 등으로 조금이라도 몸을 움직이도록 했다. 채널을 직접 돌리는 습관을 들이기 위해 리모컨을 없애 버리기도 했다. 그리고 평소보다 작은 쓰레기봉투를 사서 쓰레기를 버리러 자주 가거나 하는 등 일상에서 쉽게 실천할 수 있는 습관을 만들기 시작했다. 쇼핑하러 갈 때는 대중교통을 이용하고 에스컬레이터나 엘리베이터를 타느라 줄을 서는 것보다는 계단으로 오르는 습관을 갖도록 해 조금씩 실천해 나갔다.

물론 처음에는 귀찮고 힘들어했다. 하지만 2개월간 일상생활에서 꾸준히 움직이기만 했는데도 그 효과는 놀라웠다. 다른 운동을 전혀 하지 않고 활동량을 늘이고 약간의 식사 조절만 했을 뿐인데 2개월 동안 7kg 이상을 감량했다. 결국 2개월쯤 지났을 때는 환자 스스로 동네 피트니스 센터에 가입에 하루에 30분~1시간 정도씩 운동을 하기 시작했다.

말 그대로다. 많이 먹고 조금 움직였는데 어떻게 살이 빠지겠는가? 폭식, 과식을 일삼으면서 신체 활동량이 없으면 살이 찔 수밖에 없다. 물론 올바른 식습관을 갖고 적정량의 식사를 하는 것이 중요하지만 하루의 활동량 역시 무시할 것이 아니다. 운동을 다닐 수 없다면 집 안에서, 생활 속에서 최대한 많이 움직여야 한다.

저녁을 먹고 컴퓨터 앞에 앉아 블로그를 관리하고 인터넷 쇼핑을 하면서 보내는 시간이 얼마인가? 그 시간의 3분의 1만 쪼개서 활동적인 일에 쓰게 되면 다이어트에 큰 도움이 된다. 앉아 있거나 누워서 보내는 시간을 최대한 줄여야 한다. 그렇게 움직인다고 소비되는 칼로리가 얼마나 되겠냐 하겠지만 매일같이 반복해 습관이 된다면 일생 동안 소비되는 총 칼로리는 상상 이상이다.

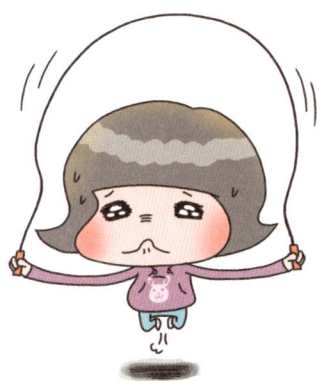

그날그날, 다이어트 일기를 써라

★ 식습관 체크하면서 날씬해지는 다이어트 일기

영화 〈브리짓 존스의 일기〉의 주인공처럼 일기장에 하루의 모든 것을 적듯 자신이 하루 동안 먹은 모든 것들을 적어 보자. 브리짓 존스처럼 하루 종일 먹은 것들을 일기로 써 보는 것은 체중을 관리하는 데 매우 좋은 습관이다. 아마도 다이어트 일기를 쓰는 것에 대해 수도 없이 들어 봤을 것이다. 비만 클리닉을 찾아도, 체형 관리 센터를 찾아도, 다이어트 관련 서적을 봐도 항상 권하는 것 중 하나는 다이어트 일기를 작성하라는 것이다.

다이어트 일기, 과연 얼마나 효과가 있을까? 체중과 운동량, 스트레스의 유무, 섭취 음식과 양, 음식을 섭취한 시간, 장소 등을 매일매일 적는 것을 다이어트 일기 또는 식사 일기라고 한다. 비만은 잘못된 식습관, 운동 부족, 생활 패턴 등 다양한 문제에서 비롯된다. 자신의 비만 습관을 객관적으로 알아볼 수 있는 것이 바로 다이어트 일기라 할 수 있다.

하루에 섭취한 모든 것을 기록해서 확인해 보면 평소에 생각보다 훨씬 많은 양을 먹고 있음을 알 수 있다. 비만으로 병원 치료를 받을 때에는 단순히 먹는 칼로리만 관리하는 것이 아니라 습관을 찾아 고쳐 주는 '행동 수정 요법'을 병행한다. 다이어트 일기는 행동 수정 요법을 병행하는 데 꼭 필요한 자료이다.

자신이 얼마나 먹었는지, 얼마나 운동했는지를 정확하게 알 수 있고 잘못된 점을 고쳐 나가는 데 많은 도움이 된다. 하루 중 먹은 음식의 종류, 양, 장소, 시간, 감정 상태 등까지 자세히 적다 보면 어떤 음식과 어떤 식습관이 비만의 원인인지를 밝혀낼 수 있다.

하지만 그저 브리짓 존스처럼 일기 쓰는 것에만 재미를 들이고 직접 실천을 하지 않으면 비만은 치료될 수 없다. 잘못된 것을 찾아내서 내일은 그 잘못된 습관을 고치도록 노력하는 자세가 필요하다. 더욱이 요즘은 다이어트 일기를 쓰고 먹은 음식을 기록하면 칼로리를 계산해 주는 홈페이지까지 생겼다. 귀찮다고 그만두거나 시도도 안 해 볼 것이 아니라 방법을 찾아 스스로 재미를 붙여야 한다.

꼬박꼬박 하루도 밀리지 않고 방학이 끝날 때까지 일기를 써 본 적이 있는가? 아마 대부분은 개학을 얼마 앞두고 밀린 일기를 쓰느라 고생한 적이 있을 것이다. 그렇다. 일기를 쓴다는 것은 결코 쉬운 일이 아니다. 하지만 몇 해가 지나 일기를 들춰 보면 '그때 내가 이런 일이 있었구나, 이런 생각을 하고 있었구나.' 하며 지나간 날들을 돌이켜 볼 수 있다.

다이어트 일기도 마찬가지다. 지금 당장은 자신의 식습관을 체크할 수 없지만 하루하루가 쌓여 일주일, 이주일이 지나면 '이날은 좀 많이 먹었구나, 오늘은

이만큼만 먹어야지.' 하고 생각하며 자신을 철저하게 관리할 수 있게 된다.

  다이어트 일기를 쓸 때 우선 자신이 하루 동안 먹은 음식을 빠짐없이 기록하는 것이 중요하다. 커피 한 모금, 아이스크림 한두 숟가락까지도 모두 기록하도록 한다. 세 끼를 꼬박꼬박 챙겨 먹었는지, 과식하지는 않았는지 등을 기록한다. 또한 배고픔을 1, 배부름을 10으로 등급을 정한 후 밥 먹기 전 자신의 상황을 숫자로 표현해 보는 것도 좋다. 배고파서 밥을 먹는 것인지 별로 배가 고프지도 않은데 입이 심심하다는 이유만으로 간식거리를 찾지는 않았는지 알 수 있기 때문이다.

  일반인이 전문적인 지식을 갖고 자신의 모든 음식을 조절하기는 어렵다. 자신이 하루 동안 먹은 음식의 종류, 양, 열량을 기록하면서 식단 관리의 개념을 잡아가는 단계가 바로 다이어트 일기를 쓰는 과정인 것이다. 보다 효과적인 체중 조절을 위해, 잘못된 식습관을 바로잡기 위해 다이어트 일기를 쓰는 것은 매우 중요한 방법이다.

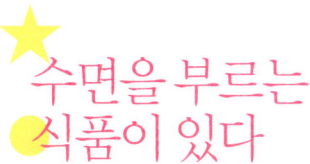
일찍 자게 되면
그만큼 덜 먹게 된다

수면을 부르는 식품이 있다

다이어트를 할 때 가장 큰 적은 무엇일까? 바로 밤참이다. 다이어트를 시작하면 평소보다 일찍 저녁을 먹기 때문에 늦은 시간까지 깨어 있으면 당연히 출출해지게 마련이다. 이럴 때마다 유혹을 못 참고 야식을 먹으면 다이어트를 망칠뿐만 아니라 건강상으로도 무리가 따르게 된다.

야식의 유혹을 물리치는 방법 중 가장 쉬운 방법은 일찍 잠자리에 드는 것. 하지만 오지도 않는 잠을 억지로 청하면 그 역시 스트레스가 될 수 있다. 배고플 때 잡념 없이 머리만 대도 잠이 스르르 든다면 얼마나 좋을까? 보다 쉽게 잠자리에 들어 숙면을 취하는 수면 촉진법은 없는 것일까?

흔히 상추를 먹으면 잠이 잘 온다는 이야기들을 많이 한다. 상추뿐만 아니라 자연식품 중에서 잠을 유도하는 식품들은 많이 있다. 진료실에서 만난 한 비만 환자는 허기를 느낄 때는 음식을 먹지 않기 위해 수면제를 복용한다고 했다. 수면제에 의존하지 말고 자연식품을 섭취해 수면을 유도하도록 권했다. 자연식품을 이용해도 얼마든지 수면 시간을 앞당길 수 있기 때문이다.

멜라토닌이 들어 있는 식품은 잠을 유도하고 면역력을 강화시켜 피부도 좋아지게 한다. 주로 호박씨, 바나나, 포도 껍질, 토마토 등에 많이 들어 있는 멜라토닌은 피로 해소와 숙면에 도움이 된다. 따라서 저녁 때 간식으로 토마토를 먹거나 바나나 등을 먹으면 잠을 이루는데 도움이 된다. 멜라토닌 외에도 비타민 B₁에는 신경을 안정시켜 주는 기능이 있다.

잠이 오지 않아도 억지로 잠을 청해야 한다는 것만큼 고통스러운 일도 없다. 이럴 때 양파, 부추, 돼지고기, 미꾸라지 등 비타민 B₁이 풍부한 식품을 섭취하면 수면에 도움을 준다. 단 잠자리 바로 전에 음식을 먹는 것은 좋지 않다.

다행히 비타민 B₁의 수면 효과는 섭취하지 않고 냄새만 맡아도 많은 도움이 된다. 특히 양파와 부추에서 매운 냄새를 내는 물질인 황화알릴은 먹는 것뿐만 아니라 냄새를 맡는 것만으로도 수면에 도움이 된다. 이제부터 늦은 밤, 배가 고파지면 양파 한 개를 준비해 침실로 가라. 빨리 잠드는 것만이 다이어트를 돕는 길이다. 양파를 베개 밑에 넣고 잠을 청하면 처음에는 양파 냄새에 신경이 쓰이겠지만 며칠만 적응하면 배고픔을 잊고 쉽게 잠들 수 있다.

칼슘이 부족하면 신경이 날카로워져 불안증, 우울증이 나타날 수 있다. 따라서 불면증에 시달릴 수 있는데 불면증은 생활 리듬을 깨고 건강을 해치기도 하지만 깨어 있는 동안 간식이나 야식을 섭취하게 만든다는 것이 더 큰 문제다.

잠을 못 이루고 자주 불안하고 우울한 사람은 칼슘 부족인 경우가 많다. 따라서 허기가 지고 잠이 오지 않을 경우, 우유 반잔에 치즈 한 장 정도를 먹으면 마음을 안정시켜 주고 수면에 도움을 준다.

　며칠간 비슷한 시간에 반복해서 우유와 치즈를 섭취하면 불면증은 사라지고 야식이나 수면 스트레스를 없애기 위한 간식 섭취를 줄일 수 있다. 다이어트에도 요령이 있다. 무조건 음식의 유혹에서 벗어나려고 애를 쓰다 보면 스트레스를 감당하지 못해 포기하게 된다. 현대인들의 라이프 스타일이 24시간화 되어 감에 따라 늦게 잠자리에 드는 '올빼미형 인간'이 늘고 있다.

　신체 리듬을 방해하고 식습관을 흐트러뜨리는 잘못된 생활 습관을 고쳐 음식의 유혹을 피하는 것이 가장 현명한 다이어트 방법이다.

혼자 있을 때 먹지 마라

⭐ 천천히 먹는 방법을 익혀라

다이어트 중에는 혼자 식사하기보다는 여럿이 함께 먹을 것을 권한다. 혼자 먹는 식사는 절제하기 힘들다. 특히 사람들이 있는 곳에서 하루 내내 음식의 유혹을 참다 혼자 있을 때 음식을 발견하면 심리적으로 '아무도 안 보는데 어때.'라는 마음을 갖게 된다. 이것이 바로 폭식으로 이어지고, 폭식은 비만으로 이어지게 된다.

혼자 식사를 하게 되면 대화를 하지 않고 오로지 먹는 행동만 반복될 뿐이다. 뿐만 아니라 여럿이 먹는 식사보다 10분 정도는 더 빠르게 식사를 끝내게 된다.

혼자 먹기보다는 식구나 친구들과 함께 식사를 하면서 이야기를 하는 것이 천천히 식사를 하고 과식을 막는데 도움이 될 수 있다. 단, 같이 식사하는 사람들이 식사 속도가 빠르다면 자칫 그 속도를 따라가게 되는 경우가 있다. 이럴 때는 대화를 주도해 음식을 천천히 먹는 습관을 들이는 것이 좋다.

뇌 시상하부의 공복 중추와 만복 중추는 식욕을 다스리는 기능을 한다. 배가 고플 때는 공복 중추가 작동해 배고픔을 느껴 음식을 먹게 하고, 음식을 먹어 혈액 중 포도당 농도가 올라가면 만복 중추를 자극해 포만감을 느끼게 한다. 포만감을 느끼는 신경은 식사를 시작한 뒤 30분 뒤부터 작동한다. 그래서 음식을 빨리 먹어치우는 사람은 상대적으로 포만감이 적어 음식을 더 많이 먹게 된다.

  음식을 먹을 때는 천천히, 오래 씹어서 삼키는 것이 좋다. 음식은 20회 이상 씹은 후 삼키도록 노력하고 입 안에서 음식을 삼킨 후 다음 음식을 먹는 식으로 반복해서 식사 시간을 늘린다. 공복 중추와 만복 중추가 잘못 작동하게 되면 시도 때도 없이 음식을 먹게 되는데 대부분 잘못된 습관이 원인이다. 식사 시간이나 음식 섭취량이 불규칙하면 중추 신경에 혼란을 가져온다.

  또한 음식을 빨리 먹게 되면 만복 중추가 늦게 작용하기 때문에 자신도 모르는 사이 많은 양의 음식을 먹게 된다. 적어도 식사 시간은 20분 이상을 두고 천천히 먹어야 한다.

  일본의 한 연구 결과에서 식사 속도가 빠른 사람은 천천히 배부르게 먹는 사람에 비해 2배의 비만 위험을 안고 있음이 밝혀졌다. 빠른 식사 속도로 과식을 하게 되면 최대 3.5배의 비만 위험도가 있다는 연구 결과도 보고된 바 있다. 빨리 먹는 식습관은 그만큼 다이어트에 서 꼭 피해야 하는 식습관이다.

  똑같은 음식을 놓고 10분 만에 먹는 그룹과 30분 동안 먹는 그룹을 조사했을 때 30분 동안 식사를 한 그룹의 사람들은 60*kcal* 정도 열량 섭취를 줄일 수 있다. 한 끼 식사를 500*kcal*라고 했을 때 거의 10% 가량 열량 섭취를 줄일 수 있다. 또한 식사가 끝난 후 천천히 먹은 그룹은 포만감이 오랜 시간 지속된다.

결국 하루 세 끼를 천천히 먹으면 200kcal 정도를 줄일 수 있다는 결론이 나온다.

혼자서 식사를 하면서 최대한 천천히 식사를 즐길 수 있는 방법을 정리하자면 첫째, 밥을 먹기 전 1분 동안 명상하기. 아무리 배가 고파도 식사를 시작하기 전 1분 정도 명상을 하면서 마음을 다스리면 폭식하는 것을 막을 수 있다.

둘째, 음식은 20회 이상 씹어서 삼키고 음식을 모두 삼킨 후 다음 숟가락을 뜬다. 비만 환자의 식사 패턴을 보면 입 안에 음식이 있는데 이미 젓가락은 다른 반찬으로 혹은 밥그릇으로 향하는 경우가 많다. 식사 중간에 숟가락을 내려 놓고 잠시 쉬는 것도 도움이 된다.

셋째, 혼자 있어도 우아하게 먹는다. 슈퍼모델들의 식사 방법으로도 유명한 이 방법은 실제로 식사 시간을 늘리는 데 큰 도움이 된다. 촛불을 켜고 느린 음악을 틀고 우아하게 식사를 한다. 우아하게 먹으려면 천천히 먹을 수밖에 없다. 아무리 강조해도 지나치지 않다. 음식은 천천히 먹는 게 다이어트를 할 때 가장 효과적이다. 절제하는 습관을 들이고 천천히 먹는 습관만 들인다면 혼자 하는 식사도 살찔 걱정 없이 즐기면서 할 수 있다.

저녁 식탁의 그릇과 숟가락을 바꿔라

★ 작은 식기는 식사량을 조절하는 데 효과적이다

한국인들은 손님이 오면 상다리가 휘어질 정도로 푸짐하게 음식을 차려서 대접한다. 그래서인지 그릇 가득 채운 밥과 국그릇에 찰랑찰랑 담긴 국, 수북하게 쌓인 반찬까지 음식을 가득 담는 것은 우리 식탁에서는 늘 자연스러운 일이다. 제아무리 이것이 한국의 식탁 문화라 할지라도 다이어트를 결심한 사람들에게는 이로울 리 없다.

그렇다고 그릇에 음식을 반만 담아서 먹게 된다면 그 역시 다이어트를 망치는 원인이 될 수 있다. 항상 부족하게 먹는다는 느낌 때문에 어느 한 순간 폭식하게 될 위험이 있기 때문이다. 따라서 다이어트를 할 때 식기와 숟가락의 크기 자체를 줄여 사용하는 것이 좋다.

다이어트를 하면 으레 조금 먹어야 한다는 강박 관념에 시달리게 된다. 하지만 식기의 크기 자체를 줄이면 한 그릇 가득 채워도 보통 먹는 양보다 적게 섭취할 수 있다. 그냥 있는 그릇에 조금만 담아 먹으면 되지 않겠냐고 하겠지만 다이어트를 한다는 이유로 큰 식기에 적은 양만 덜어 먹게 되면 시각적으로 포만감을 느끼기 힘들어 실제로 같은 양을 먹어도 배고픔을 느끼게 된다는 연구 결과가 발표된 바 있다.

그만큼 식기와 숟가락의 크기를 줄이는 것은 다이어트에 매우 중요하다.

시중에 크기는 일반 식기와 똑같지만 속이 두껍고 얕아 실제로 들어가는 음식의 양을 대폭 줄일 수 있는 다이어트 식기도 출시됐다. 이른바 눈으로 즐기는 포만감을 노린 다이어트 아이템이라 할 수 있다. 직접 먹는 것 이외에 눈으로 보는 만족감도 포만감의 일종이다. 큰 밥그릇에 밥을 적게 담아 먹으면 아무리 먹어도 적게 먹은 것 같고 배가 고파지지만, 작은 크기의 그릇에 수북하게 밥을 담아 먹으면 웬지 많이 먹었다는 느낌이 들게 된다. 작은 크기의 식기가 출시될 정도로 다이어트와 그릇의 크기는 심리적으로 다이어트에 큰 도움을 준다.

미국 한 대학 논문에서는 아이스크림을 큰 볼에 담아 섭취했을 때 섭취량이 최대 31% 증가한 것을 확인했다. 큰 스푼을 사용하는 경우도 마찬가지로 작은 스푼을 사용했을 때보다 14.5% 더 많이 먹게 된다. 결과적으로 큰 식기에 음식을 담아 큰 스푼을 사용해 섭취하면 50% 가까이 음식을 더 섭취하게 되는 것이다. 큰 그릇에 음식이 담기면 먹는 양을 절제하기 힘들 뿐만 아니라 먹는 속도도 빨라지게 된다.

큰 그릇에 적게 담긴 음식을 모자란 듯 먹는 것과 작은 그릇에 수북이 담긴 음식을 푸짐하게 먹는 것과는 엄연히 차이가 있다. 보기에 푸짐해 보이는 음식은 같은 한 그릇을 먹어도 많이 먹은 것처럼 느껴져 과식을 막을 수 있다. 다이어트 중에 온갖 나물류를 넣어 슥슥 비벼 먹는 비빔밥을 금하도록 하는 것은 식기의 크기와도 상관이 있다. 비빔밥을 먹게 되면 평소보다 큰 식기에 밥을 담게 된다. 자연스럽게 양이 많아지고 평소보다 많은 양을 섭취하게 된다.

숟가락의 크기도 마찬가지다. 큰 숟가락으로 음식을 먹게 되면 작은 숟가락으로 음식을 먹는 것보다 훨씬 빠른 속도로 먹게 된다. 음식을 먹는 속도는 앞에서도 여러 번 얘기 했듯이 비만과 밀접한 관계가 있다. 작은 숟가락을 이용하면 속도를 늦추려 애쓰지 않아도 자연스럽게 먹는 속도를 늦출 수 있기 때문에 식사 시간은 길어지고 포만감은 더 빨리 찾아온다.

또 다른 방법으로는 밥을 한 숟가락 먹은 후 숟가락을 상 위에 내려놓았다 다시 집는 것도 먹는 속도를 조절하는 데 도움이 된다.

버스나 지하철 안에서 칼로리를 소모하라

⭐ 대중교통을 이용해 하루 700kcal를 소모할 수 있다

집에 돌아오는 버스나 지하철 안에서도 날씬해질 수 있는 방법은 얼마든지 있다. 조금만 긴장하고 한 번만 더 신경 쓰면 간단한 방법으로도 다이어트에 큰 도움이 될 수 있다. 우선 대중교통을 이용해 다이어트를 하는 방법에 앞서 무엇보다 우선시해야 하는 것은 생활 자체가 규칙적이고 부지런해져야 한다는 것이다.

출퇴근이나 등하교 하는 버스, 지하철 안에서 빈자리를 찾는다는 것은 피곤한 하루를 시작하고 마치는 시간에 얻는 큰 행운이라 할 수 있다. 하지만 다이어트에 돌입한 이상 빈자리가 보일 때마다 재빨리 자리를 꿰차고 앉는 것은 더 이상 행운이 아니다. 버스와 지하철에서 마음만 먹으면 얼마든지 칼로리를 소모시켜 다이어트에 일조할 수 있는데, 자리를 차지하고 앉아 달콤한 잠을 즐기는 것은 그러한 모든 것을 포기하는 것 밖에는 안 된다.

버스나 지하철 안에서는 동작이 큰 스트레칭은 다른 사람에게도 불편을 줄 수 있는 만큼 작은 동작으로 효과를 볼 수 있는 방법을 이용한다. 대중교통을 이용해 칼로리를 소모할 수 있는 첫 번째 방법은 손잡이를 이용하는 것이다.

발목도 날씬하게 하고 에너지도 소모되는 간단한 스트레칭 동작이 있다. 손잡이를 잡고 선 상태에서 한쪽 다리는 중심을 잡고 다른 한쪽 다리를 이용해 동작을 한다. 발가락 끝을 바닥에 대고 발뒤꿈치를 든 다음 발등을 바닥에 닿게 한다는 생각으로 아래로 지그시 눌러 준다. 그 다음 반대로 뒤꿈치를 바닥에 대고 발가락을 최대한 높이 들어 뒤꿈치에 체중이 실리게 한다. 종아리와 발목이 모두 스트레칭되면서 날씬한 발목을 가질 수 있다. 힐을 신은 상태에서는 발목에 무리가 갈 수 있으니 낮은 강도로 진행한다.

　손잡이를 잡은 반대편 손을 이용하거나 손이 자유롭다면 두 손을 동시에 주먹을 쥐고 펴는 동작을 반복한다. 단지 쥐었다 폈다 하는 것이 아니고 천천히 온 힘을 다해 반복해야 한다. 손가락에 힘을 주어 하나씩 폈다 하나씩 접는 방법도 도움이 된다.

　버스나 지하철 손잡이를 잡을 때는 팔꿈치를 90도로 굽히거나 키가 작은 사람은 팔을 쭉 편다. 이때 팔에 힘을 너무 많이 주면 안 된다. 양쪽 다리는 똑같이 힘을 주어 균형을 맞추도록 한다. 한쪽 팔과 다리에만 힘을 주면 근육이 한쪽 방향으로만 발달할 수 있기 때문에 팔의 방향을 바꿔가면서 손잡이를 잡는 것이 좋다. 짐이나 가방을 어깨에 멨을 때는 좌우를 번갈아 가며 메고, 서 있을 때는 양쪽 다리에 똑같이 힘을 주고 허리를 쭉 펴는 것이 칼로리 소모에 이상적이다.

　버스나 지하철에서 발바닥을 붙이고 서 있는 것보다 뒤꿈치를 들고 서 있으면 시간당 *20kcal* 정도가 더 소모된다. 숄더백보다는 토트백을 이용하는 것이 좋은데 양쪽 손에 무게가 있는 것을 번갈아 들고 움직이면 작은 아령을 들고 운동하는 만큼의 효과를 볼 수 있기 때문이다. 가방을 어깨에 멘 채로 움직이는 것보다 20~30*kcal* 정도 소모되는 효과가 있으니, 어차피 들어야 하는 가방이라면 운동 효과가 있는 쪽을 선택하는 것이 좋다.

걷기는 최고의 운동이다. 버스나 지하철을 이용하면 가장 쉽게 걷기 운동을 할 수 있다. 한 정거장만 일찍 내려 걸어간다면 특별히 다른 운동을 하지 않아도 충분한 운동이 된다. 첫 주는 10분, 다음 주는 15분, 그 다음 주는 20분 이렇게 늘여서 걷는 것을 습관화하면 한 달, 두 달이 지났을 땐 기대보다 훨씬 많은 다이어트 효과를 볼 수 있다.

뛰기보다 빠르게 걷기가 더 좋은 운동이라고 하는 이유는 우리 몸은 힘겨운 운동을 할 때는 주로 당질을 에너지로 사용하고, 가벼운 운동을 할 때에는 지방질을 에너지로 사용하기 때문이다. 따라서 힘겹게 뜀뛰기를 하는 것보다는 가볍고 빠르게 걷는 것이 살 빼기에 더욱 효과적이다.

대중교통 안에서 소모할 수 있는 칼로리가 얼마나 되겠느냐고 생각할 수 있겠지만 30분 기준으로 스트레칭 20~30*kcal*, 차 안에서 서 있기 86*kcal*, 한 정거장 일찍 내려 걷기 50*kcal* 등 총 150*kcal* 이상을 소모할 수 있다. 매일 대중교통을 이동한다면 1주일에 700kcal 이상을 소모할 수 있다는 얘기다.
다이어트 할 때 결코 적은 칼로리가 아니다.

일상생활에서 할애하는 몇 분만으로 충분히 날씬하고 예뻐질 수 있다. 집에 돌아오는 시간은 따로 운동하지 않아도 부담 없이 칼로리를 소모할 수 있는 찬스인 것이다.

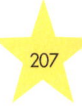

간식의 유혹을 물리치는 방법

⭐ 5분만 투자하면 성공할 수 있다

보통 자주 섭취하는 간식은 대개 고열량, 고지방 식품이기 때문에 간식을 줄이는 것은 식사를 줄이는 것만큼 중요하다. 습관적으로 고칼로리의 간식을 섭취하는 것은 공든 탑을 하루아침에 무너뜨리는 숨은 적이다. 열량이 높은 간식거리들은 대개 매우 달거나 기름져 다음 식사를 방해하고 불규칙한 식습관을 만든다.

간식을 다이어트로 인한 스트레스를 해소하고 다음 식사에 지장을 주지 않는 선에서 섭취하면 전반적인 식사량을 줄일 수 있는 역할을 한다. 하지만 습관적으로 간식을 찾는다면 오히려 다이어트에 방해가 될 수 있다. 특별히 필요한 상태가 아닌데도 무언가를 입에 넣고 있어야 직성이 풀리는 상습적으로 간식을 먹는 습관은 당연히 피해야 한다. 그렇다면 불필요한 간식을 하지 않도록 돕는 방법은 없는 걸까?

보통 저녁을 일찍 먹고 집에서 TV를 시청할 때 간식의 유혹을 받게 된다. 이럴 때 유혹을 물리치는 간단한 방법으로 손, 귀, 발바닥을 자극하는 지압법이 있다. 먹고 싶은 생각이 들 때마다 지압점을 자극해 준다. 헤어핀이나 면봉, 이쑤시개, 손가락 끝으로 가볍게 찔러 보면서 아픔이 느껴지는 부분을 찾아 지압해 주면 된다. 귓불을 꾸준히 만져 주는 것만으로도 식욕을 억제할 수 있다.

식욕을 억제해 주는 앞으로 굽히기 자세는 처진 뱃살을 정리해 주면서 식욕을 가라앉혀 간식의 유혹을 물리치는 좋은 방법이다. 한때 모 회사의 CF에 등장했던 동작이기도 하다.

　또한 지압점을 자극해 허기를 달래거나 동작을 통해 식욕을 억제하는 것 외에도 간식의 유혹을 이겨 낼 방법은 많다. 저녁 식사 후 간식이 먹고 싶어질 때, 예쁜 색깔의 매니큐어를 정성스럽게 바르는 것도 좋은 방법이다. 매니큐어의 냄새가 식욕을 떨어뜨리고 손에 매니큐어를 발랐기 때문에 음식을 먹을 때 자유롭게 움직일 수 없어 음식 섭취가 힘들다는 장점이 있다. 아름다움도 가꾸고 간식의 유혹도 물리칠 수 있어 일석이조다.

　다음은 앞서 설명한 내용을 하루 5분 투자로 가장 쉽고 간단하게 간식의 유혹을 극복할 수 있는 방법들을 소개하고 있다.

▶ 식욕을 억제하는 지압점·자세

손

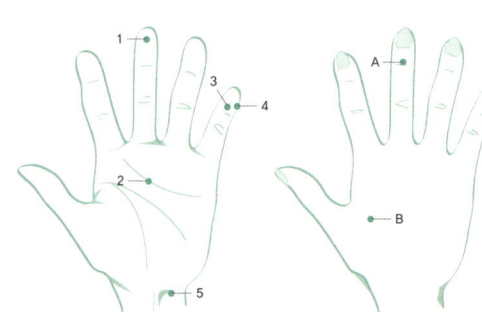

허기를 줄여 주는 지압점
위장과 췌장을 자극하는 지압점(점 2·3·4)으로 소화 효소와 위장 기능을 조절하는 곳이다. 3~5분 동안 자극하면 허기를 달랠 수 있다.

식욕을 억제하는 지압점
배가 고프지 않은데도 자꾸 식욕이 생길 때는 가운뎃손가락 앞면과 뒷면 해당 지점(점 1·A)을 엄지손가락으로 8회 정도 반복해서 눌러주면 효과적이다.

폭식을 줄여 주는 지압점
정신적인 안정이 필요할 때 지압해 주는 지점(점 5·B)으로, 짜증이 나고 심리적으로 불안해 식욕이 당길 때 눌러 주면 효과를 볼 수 있다.

귀

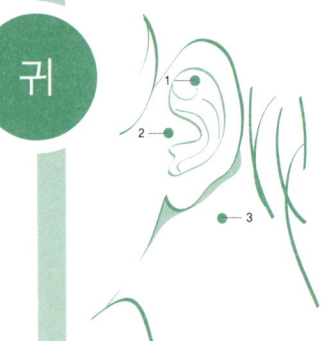

폭식을 줄여 주는 지압점
식욕을 가라앉히고 정신적인 안정에 도움을 주어 스트레스성 폭식을 다스려 준다.(점 1) 맛있는 음식을 먹기 전에 눌러 주면 폭식을 막을 수 있다. 손끝을 사용해 지압하면 된다.

배고픔을 줄여 주는 지압점
배고픔을 덜 느끼게 해 주는 지압점(점 2)으로 저녁을 먹고 배고픔이 느껴질 때 자극하면 좋다.

수면을 유도하는 지압점
밤에 배가 고파서 잠이 안 오고 간식 생각이 간절해질 때 엄지로 지압(점 3)하면 식욕을 가라앉게 하고 수면을 유도한다.

식욕을 억제해 주는 지압점
식욕 억제 효과가 있는 자극점(점 1)으로, 20~30회 강하게 눌러 주면 효과적이다. 자극이 약하면 오히려 식욕이 강해질 수 있으므로 강하게 자극한다.

하체의 순환을 돕고 식욕을 줄여 주는 지압점
발바닥을 구부렸을 때 움푹 들어가는 곳에 있는 지압점(점 2)으로 하체의 부기가 심한 사람이 자극해 주면 좋다. 하체의 순환을 도와 피로가 풀리면서 식욕이 사라진다. 8회 정도 천천히 꾹 눌러 준다.

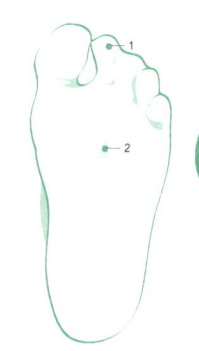

발

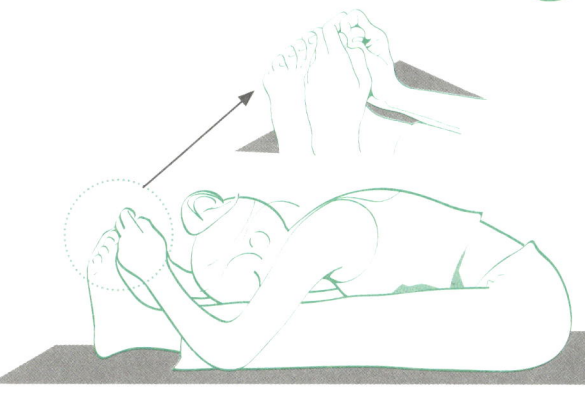

자세

1 허리를 세우고 앞으로 두 다리를 펴고 앉는다. 그런 다음 숨을 천천히 내쉬면서 상체를 앞으로 숙이며 양손으로 발끝을 잡는다. 만약 몸이 유연하지 않을 때는 무릎을 조금 굽히는 것도 괜찮다.

2 팔꿈치는 바닥으로, 턱은 정강이 쪽을 향해 상체를 굽힌다. 앞으로 숙일 때는 반동을 주지 말고 천천히 숙인다. 이 자세를 5~7초 동안 유지한 후 천천히 숨을 들이쉬며 상체를 편다. 아랫배를 바짝 등쪽으로 잡아당기고 숨을 끝까지 내쉬면서 편안하게 굽히는 것이 중요하다.

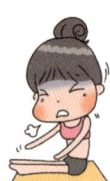

잠자기 전 스트레칭은 숙면을 돕는다

숙면을 돕는 다이어트 스트레칭

강렬한 운동 후 뜨거운 물에 몸을 푹 담그고 나서 잠자리에 들면 숙면을 취할 수 있을 것 같지만 오히려 교감 신경의 활동이 활발해져 숙면을 방해한다. 잠들기 전에는 간단한 스트레칭으로 근육을 수축하고 이완하는 과정만 반복해 적당히 체온을 올려 주는 것이 좋다.

스트레스로 인해 뭉친 근육을 풀어 주는 것은 스트레스 해소에 매우 탁월하다. 잠자리에 들기 전이 아닌, 그냥 잠자리에 누운 채로 할 수 있는 간단한 스트레칭이 있다. 10분만 따라하면 다이어트로 지친 몸과 마음을 풀어 줘 숙면을 돕는 스트레칭을 배워 보자.

> ## 숙면을 도와주는 스트레칭

복부의 힘을 이용해 머리를 들어 올리는 운동으로 윗몸 일으키기보다 복근 단련에 효과적인 스트레칭이다. 처음에는 머리만 들어 올려 무리 없이 하다가 익숙해지면 상반신까지 들어 올려 효과를 높이도록 한다.

배

1 다리를 어깨너비로 벌리고, 무릎을 세운 채 편안히 누워 양손을 배 위에 가볍게 올린다.

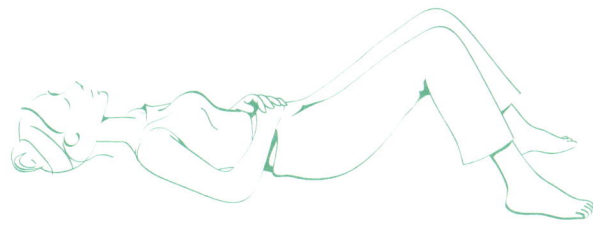

2 발끝을 본다는 기분으로 머리를 든다. 이때 복부에 힘이 들어가는지 손으로 확인하면서 머리를 든다. 머리를 올리고 내리는 동작을 10회 정도 반복한다. 익숙해지면 상체를 바닥에서 15~20cm까지 들어 올린다.

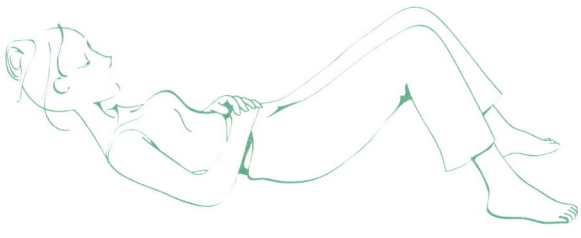

▶ 숙면을 도와주는 스트레칭

마치 고양이가 기지개를 켜는 것처럼 몸을 늘이는 스트레칭으로 요가에서 '고양이 자세'로 불린다. 등과 팔을 쭉 펴면서 등의 군살과 어깨의 통증을 없애 준다.

등 어깨

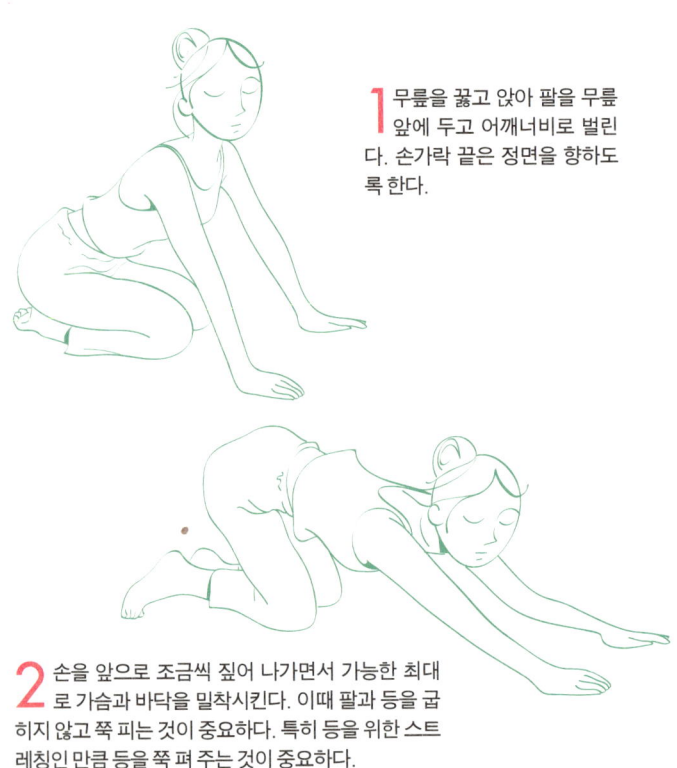

1 무릎을 꿇고 앉아 팔을 무릎 앞에 두고 어깨너비로 벌린다. 손가락 끝은 정면을 향하도록 한다.

2 손을 앞으로 조금씩 짚어 나가면서 가능한 최대로 가슴과 바닥을 밀착시킨다. 이때 팔과 등을 굽히지 않고 쭉 피는 것이 중요하다. 특히 등을 위한 스트레칭인 만큼 등을 쭉 펴 주는 것이 중요하다.

엉덩이를 탄력 있게 배를 날씬하게 해 주는 효과 만점 스트레칭이다. 엉덩이를 들고 5초 간 정지하고 있으면 탄탄한 엉덩이와 배를 가질 수 있다.

엉덩이

1 하늘을 향해 누워 무릎을 굽히고 다리를 어깨너비로 벌린다. 손은 몸 옆에 편안하게 둔다.

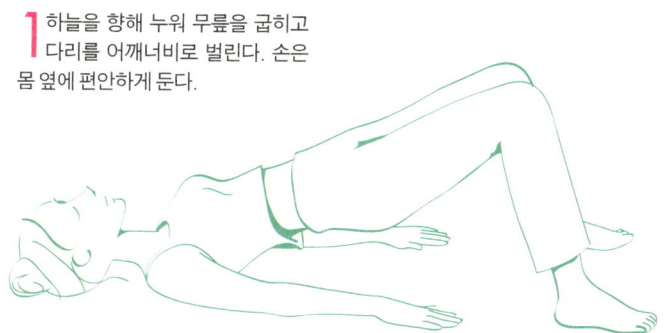

2 엉덩이를 바닥으로부터 최대한 들어 올려 5초 간 정지한다. 5초가 지나면 엉덩이에 힘을 빼고 바닥에 붙인다. 3~5회 반복한다.

▶ 숙면을 도와주는 스트레칭

스트레칭은 무엇보다 수축과 이완을 반복하는 것이 중요하다. 몸의 근육을 자극해 긴장과 활력을 주었다면 이제 피로를 풀고 이완시켜 주는 동작이 필요하다.

전신

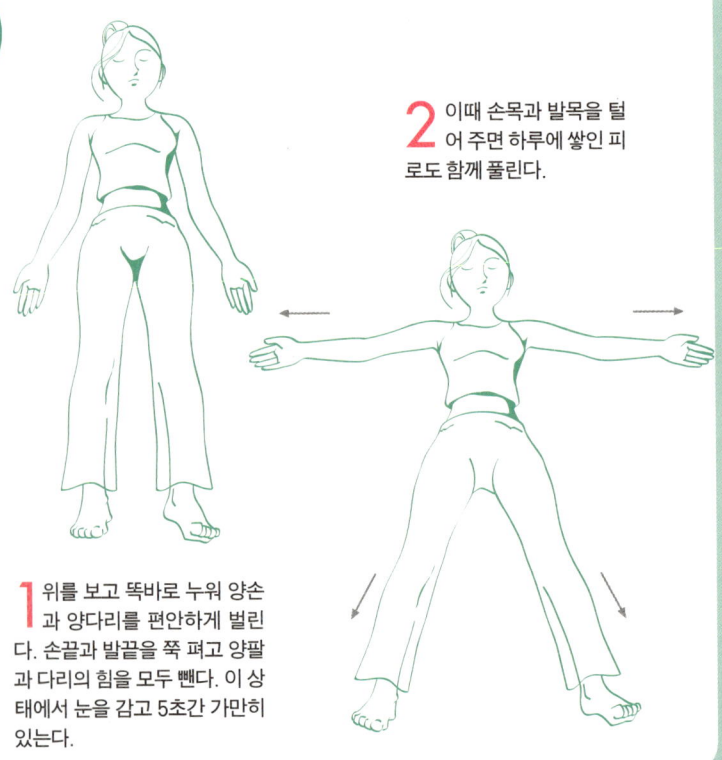

2 이때 손목과 발목을 털어 주면 하루에 쌓인 피로도 함께 풀린다.

1 위를 보고 똑바로 누워 양손과 양다리를 편안하게 벌린다. 손끝과 발끝을 쭉 펴고 양팔과 다리의 힘을 모두 뺀다. 이 상태에서 눈을 감고 5초간 가만히 있는다.

▶ 혈액 순환을 돕는 스트레칭

온몸을 뒹굴뒹굴 굴리는 동작으로 전신의 혈액 순환을 돕는다.
또한 뭉친 근육을 풀어 주어 숙면을 돕는다.
다리가 벌어지지 않게 딱 붙이고, 무릎을 약간 세우고 몸을 굴리는 것이 포인트.

전신

1 다리를 붙이고 똑바로 눕는다. 다리를 몸 쪽으로 약간만 당기듯 해서 무릎을 세운다. 양손을 가슴 위에 X자 모양으로 편안하게 올려 놓는다.

2 1번 자세 그대로 옆을 본다는 기분으로 몸을 틀어 오른쪽, 왼쪽을 번갈아 반복한다. 오른쪽으로 돌았다가 왼쪽으로 도는 것을 1회로, 3~5회 반복한다.

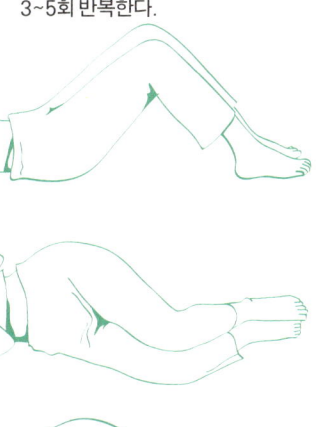
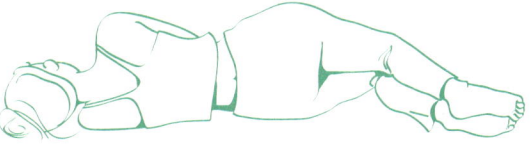

스트레스만 풀면 저녁 식욕은 다스릴 수 있다

★ 보고, 들으면서 스트레스를 해소하는 방법들

야식 증후군의 가장 큰 발병 원인은 무엇일까? 하지 말라고 하면 더 하고 싶고, 먹지 말라 하면 더 먹고 싶은 게 사람 심리다. 인간의 기본 욕구 중 하나인 식욕을 잠재우기란 결코 쉬운 일이 아니다. 더군다나 다이어트 중에 철저히 금해야 하는 야식에 대한 욕구는 자칫 스트레스가 될 수 있다.

스트레스를 받으면 우리 몸은 코르티솔이라는 스트레스 호르몬을 분비한다. 코르티솔의 분비량이 증가하면 야식 욕구가 더욱 커지고 결과적으로 비만을 야기하는데 특히 복부 지방을 증가시킨다. 이를 극복하기 위해서는 가벼운 운동이나 대화, 취미 생활 등을 통해 스트레스를 해소하는 것이 중요하다.

흔히 스트레스를 받으면 음식이나 음주로 해결하려는 사람이 많다. 대체적으로 식욕이 증가하면서 특히, 지방에 대한 기호도가 증가한다. 스트레스를 많이 받는 직업군의 사람일수록 비만인 사람이 많은 이유도 여기에 있다. 스트레스에 의한 칼로리 섭취량은 증가하는 반면 칼로리 소비량은 증가하지 않아 결국 비만이 되는 것이다.

스트레스를 받으면 일정량의 음식을 섭취하고 음식 이외 다른 스트레스 해소 방법을 찾도록 한다. 하지만 뭔가 거창한 운동을 해야 한다는 것 자체가 스트레스로 다가올 수 있기 때문에 일상생활에서 보고 듣고 접할 수 있는 것들로 스트레스 해소를 시도하는 것이 가장 좋다.

우선 향기로 식욕을 잠재우는 방법이 있다. 그레이프 프루트와 펜넬, 클라리 세지 등을 이용한 아로마 요법인데 스스로 식욕 통제가 어려워 스트레스에 시달릴 때 향기를 맡으면 효과를 볼 수 있다. 약효 성분이 있는 야생초를 오일로 정제시켜 휴대와 사용이 간편하므로 언제 어디서나 사용할 수 있다.

그레이프 프루츠는 중추 신경의 균형을 유지해 행복감을 주고 신진대사를 원활하게 한다. 또한 이뇨 작용과 지방 분해 작용을 해 비만을 방지할 수 있다. 펜넬은 변비와 소화 불량을 개선하고 이뇨 작용을 한다. 오래된 지방이 뭉쳐 생긴 셀룰라이트 분해에도 효과적이라고 알려져 있다. 클라리 세지는 불안과 긴장을 해소시켜 특히 심리적으로 안정감을 준다. 아로마는 코밑이나 손등, 귀 뒤쪽에 발라 향기를 맡으면 된다. 하루 4~5 차례, 식욕을 참기 힘들 때 사용한다.

또 다른 방법으로 뮤직 테라피를 들 수 있다. 몇몇 식욕을 저하시키는 음악은 스트레스 해소와 함께 음식 섭취에 대한 욕구를 저하시켜 다이어트에 효과적이다. 보통 심리 치료에 음악과 미술이 널리 이용되기도 하는데 특히 음악은 스트레스가 누적되어 예민해진 육체와 정신을 안정시켜 주고 수면을 유도해

'뭔가 먹고 싶다'는 불필요한 욕구를 사라지게 한다. 식욕을 저하시키는 음악에는 헝가리 광시곡, 요한 슈트라우스의 왈츠, 쇼팽의 전주곡, 베토벤 전원 교향곡, 엘리제를 위하여, 엘가의 사랑의 인사 등이 있다. 클래식은 지루해서 싫다는 사람들을 위해 최근에는 폰 다이어트라는 휴대 전화 서비스가 제공되고 있다.

  식욕은 시각과도 연관이 있는데 이것을 이용한 것이 컬러 다이어트다. 붉은색이나 오렌지색은 식욕을 자극하고 푸른색이나 보라색은 식욕을 떨어뜨린다. 푸른 접시를 이용하거나 푸른 조명, 푸른색의 테이블 커버 등을 이용하면 식욕을 떨어뜨릴 수 있는데, 이렇게 공간을 바꾸기 어렵다면 눈을 감고 푸른 바다, 파란 하늘, 초원 등을 상상해 보자. 아니면 컴퓨터 바탕화면에 고요하고 짙푸른 바다 사진을 깔아 보자. 한결 식욕이 억제되는 것을 느낄 수 있을 것이다.

  식욕이 줄어들면 '먹고 싶지만 참아야 한다.'라는 스트레스로부터 자연스럽게 멀어질 수 있다. 물론 아로마 향기를 맡고, 다이어트 음악을 듣고, 생활 공간을 파란색 계통으로 바꾼다고 며칠 만에 수 킬로그램이 빠진다거나 하지는 않는다. 이런 치료법들은 심리적 안정과 스트레스 해소, 식욕 억제를 통해 어디까지나 '다이어트 성공'이라는 목표를 달성하기 위한 보조 수단일 뿐이라는 것을 명심해야 한다.

혈액 순환을 도와 기초 대사량을 높여라

★ 탄력적인 몸을 만들어 주는 샤워 마사지

숨을 쉬거나 혈액을 순환시킬 때 필요한 에너지를 기초 대사량이라 한다. 기초 대사량이 높으면 칼로리 소모를 위해 조금 덜 움직여도 기본적으로 소모되는 에너지가 많아 상대적으로 살이 덜 찐다.

기초 대사량을 증가시키는 요인으로 체온의 상승, 근육량의 증가, 에너지의 방출 등을 들 수 있다. 온몸에 혈액 순환이 잘되면 기초 대사량도 증가한다. 따뜻한 물로 샤워를 하면 혈액 순환이 원활해진다는 것은 많이 아는 사실이다. 샤워를 하면서 전신 마사지를 하면 신체에 쌓인 노폐물을 자연스럽게 배출되어 피부도 좋아지고 다이어트에도 도움을 준다.

샤워할 때 마사지 포인트는 아래에서 위로, 혈액이 심장으로 돌아오도록 해주는 것이다. 더불어 샤워할 때 물의 방향, 온도와 수압에 신경을 쓰면 효과를 볼 수 있다. 또한 샤워기를 이용해 마사지하면 뭉친 근육을 풀어 주고 혈액 순환에도 도움을 주어 스트레스 해소에 좋다.

우선 샤워 전에 물을 마시면 땀과 노폐물이 빠져나와 피부가 청결해지고 다이어트 효과도 높아진다. 이때 찬물보다는 따뜻한 물, 맹물보다는 혈액 순환을 돕는 허브 티가 좋다. 다이어트 효과를 보고 싶다면 38~40℃ 정도의 적당히 뜨거운 물이 좋은데, 온수와 냉수를 교대로 사용하면 더욱 효과적이다. 하지만 샤워의 시작과 마무리는 반드시 따뜻한 물로 해야 심장에 부담을 주지 않고 혈액 순환이 좋아진다는 것을 기억하자. 샤워 시간은 10~20분 정도가 적당하다. 저녁에 너무 오래 샤워를 하면 쉽게 피로해져 오히려 역효과를 낼 수 있으니 주의한다.

샤워기의 강한 수압을 이용해 마사지하고 마무리 단계에서 뜨거운 물과 찬물을 번갈아 가며 전신에 마사지해 주면 다이어트 효과 뿐 아니라 탄력 있는 몸매를 가꾸는 데도 도움이 된다. 살이 많거나 근육이 뭉친 부위에 집중적으로 마사지해 주면 뭉친 근육이 풀리면서 스트레스를 해소할 수 있다. 이때 샤워기와 몸의 거리는 10~15cm 정도가 적당하다. 지압 효과가 있는 마사지 기구를 사용하면 적은 힘을 들이고도 그 효과는 배가시킬 수 있다. 샤워 후에는 보디 로션을 발라 보습에도 신경 쓰도록 하자.

신체 부위별 샤워 마사지

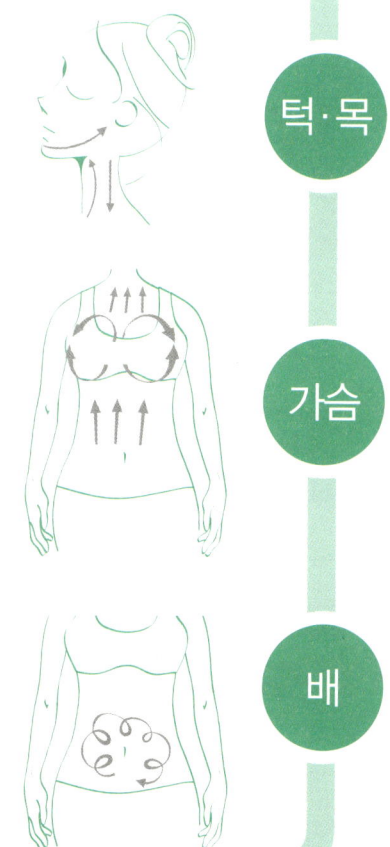

턱·목

팔목부터 시작해서 목을 향해 올라온다. 팔의 바깥쪽에서 안쪽으로 작은 원을 그리면서 씻고 딱딱해지기 쉬운 팔꿈치는 원을 많이 그리면서 충분히 마사지한다. 좌우 각각 5~6회씩 반복하고 팔의 처진 부분은 바깥쪽에서 안쪽으로 자극한다.

가슴

양 손바닥으로 좌우의 가슴 밑을 안쪽에서 바깥쪽으로 쓰다 듬고 가슴 위쪽도 똑같은 방법으로 씻는다. 배에서 가슴 쪽을 향해 쓸어 올리면서 가슴을 모아 준다. 가슴 위쪽 부분에서 쇄골 부분까지도 동일하게 반복한다. 이렇게 5~6회씩 반복해 준다.

배

바깥쪽에서 배꼽 쪽으로 작은 원형을 그리면서 씻는다. 장의 운동을 도와 변비 해소에 좋고 뱃살을 빼는 데도 효과적이다.

▶ 신체 부위별 샤워 마사지

다리

한쪽 다리씩 작은 원형을 그리면서 씻는다. 이때 반드시 아래쪽 즉, 발끝에서 시작해 발등, 종아리, 허벅지 순으로 올라와야 한다. 다음에는 종아리뼈를 가볍게 눌러 주면서 자극시킨다. 이때도 방향은 아래서 위로 올라온다. 이렇게 좌우 각각 5~6회 반복한다. 다리 부기를 제거하려면 따뜻한 물을 이용하는 것이 좋다.

엉덩이

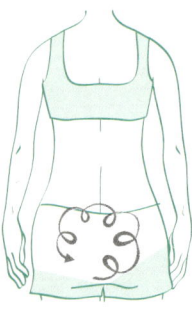

샤워기를 이용해 따뜻한 물과 찬물을 교대로 틀어 준다. 엉덩이 아래쪽에서 위로 작은 원을 그리면서 마사지한다. 평상시에도 혈액 순환을 돕기 위해 자주 마사지해 주면 좋다. 좌우 각각 5~6회 반복한다.

▶ 신체 부위별 샤워 마사지

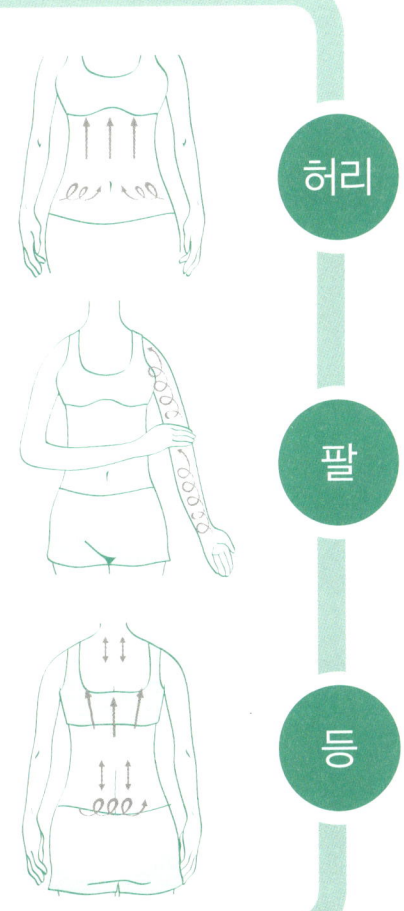

허리

허리 주변은 배꼽을 향해 바깥쪽에서 안쪽으로 작은 원을 그려 가며 마사지한다. 5~6회 반복하고 배꼽 위쪽부터 가슴 아래까지 손으로 부드럽게 쓸어 올린다. 엄지손가락과 새끼손가락을 제외한 세 손가락을 이용하면 좋다.

팔

팔목부터 시작해서 목을 향해 올라온다. 팔의 바깥쪽에서 안쪽으로 작은 원을 그리면서 씻고 딱딱해지기 쉬운 팔꿈치는 원을 많이 그리면서 충분히 마사지한다. 좌우 각각 5~6회씩 반복하고 팔의 처진 부분은 바깥쪽에서 안쪽으로 자극한다.

등

섹시한 등을 만들 수 있는 방법으로, 등을 가로로 삼등분해서 맨 아래쪽과 목 근처는 위아래로 자극을 주고 가운데 부분은 아래에서 위로 쓸어 올리듯이 마사지한다. 허리 주변은 아래서 위로 작은 원을 그리며 마사지한다. 5~6회 반복한다.

**잘못된 습관을 지속하면 시간이 지날수록 신체는
더욱 다이어트를 하기 어려운 상황에 빠진다.**

진료실에서 만난 다양한 케이스의 비만 환자들. 그들이 비만해진 이유는 결코 특별한 것들이 아니다. 지금 우리가 무심코 행하는 행동 하나하나가 반복되다 보면 누구라도 비만에 쉽게 노출될 수 있다.

PART 5

저녁 다이어트
맞춤
상담실

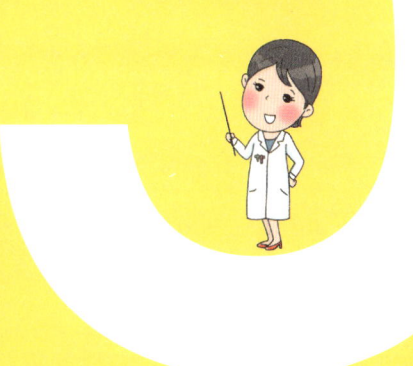

격일 야근, 매일 밤 야식형

사례

온라인 게임 회사에 다니는 30세 김지윤 씨. 그녀는 회사의 업무 특성상 격일로 야근한다. 하루는 정상 출근 후 야근을 하고 다음날은 늦게 출근하고 일찍 퇴근한다. 처음 직장에 들어와서는 적응하기 힘들었지만 이제 3년차로 접어들면서 어느새 격일로 야근하는 회사 생활에 익숙해졌다.

그녀가 체중으로 고민하기 시작한 것은 예상했던 대로 야근 때마다 즐겼던 야식 때문이었다. 물론 아침은 챙겨 먹을 여유도 없고 입맛도 없다. 점심은 대충 때우는 정도고 저녁 7시가 되면 그날 야근을 하는 직원들과 함께 회사 식당에서 그나마 식사다운 식사를 한다. 그리고 새벽 2시 정도가 되면 야식 파티가 벌어진다. 치킨, 김밥, 떡볶이, 순대, 케이크, 과자 등 야식 메뉴 종류도 다양하다.

직원들이 모여 앉아 회의 겸 야식 파티를 하거나 야식 파티가 없는 날에도 김지윤 씨는 초콜릿이나 과자 등의 간식을 즐겨 찾는다. 가끔 새벽잠을 이기지 못해 야식을 먹고 나서 30분쯤 휴게실에서 잠을 자기도 한다. 그리고 오전 6시가 되면 퇴근한다. 이러한 야식 먹기는 3년 동안 야근이 있는 날마다 계속됐다. 야식이 습관이 되다 보니 야근을 하지 않는 날도 김지윤 씨는 야식을 즐긴다. 그러다 보니 162cm의 키에 70kg에 육박하는 심각한 몸매가 되어 버렸다.

야근이 있는 날마다 '오늘은 절대 야식을 하지 않겠다.'라고 다짐해 보지만 역시 다짐뿐이다. 눈앞에 야식을 두고 어찌 참을 수 있겠는가! 딱 하나만 먹겠다는 다짐도 무너지고 어느새 자리를 잡고 앉아 더 빠른 속도로 해치우기 시작한다. 야근을 안 할 수도, 야식을 참을 수도 없는 상황에서 김지윤 씨가 비만으로부터 탈출할 수 있는 방법은 과연 무엇일까?

처방

김지윤 씨는 고칼로리의 야식에 고정적으로 노출된다는 큰 문제점을 안고 있다. 이 경우 부족한 식사를 보충하는 수준이 아니므로 '야식 증후군'이라고 분류할 수 있다. 야식 증후군은 7시 이후 먹은 음식의 양이 하루 동안 먹는 음식량의 50% 이상을 차지하는 것으로 이런 식습관이 일정 기간 지속되는 것을 말한다. 비만인 경우 20%, 고도 비만인 경우는 60% 이상이 야식 증후군이다.

김지윤 씨도 예외는 아니다. 아침은 거의 거르고 점심은 대충 한 끼를 때우는 식으로 처리하고, 저녁 7시가 되어서야 식사다운 식사를 하고 새벽 2시에 고칼로리의 야식을 먹는다.

야식을 고정적으로 계속 먹으면 비만은 물론 각종 성인병에 걸릴 위험도 있다. 매일매일 이어지는 야식을 그만둘 수 없다면 비만으로부터 탈출하기 힘들다. 당장 야식을 먹지 않는 게 좋지만 그럴 수 없는 상황이라면 몇 가지 방법을 통해 올바른 야식 습관을 익히고, 점차 야식을 줄여 나가도록 한다.

우선 첫째, 세 끼 식사에 충실해야 한다. 새벽 6시까지 야근을 하기 때문에 활동 시간도 길고, 그만큼 아무런 부담 없이 야식을 즐길 수 있는 조건을 갖고 있다. 자신의 라이프 스타일에 맞춰 아침, 점심, 저녁 시간을 정하고 세 끼를 모두 먹는다. 7시쯤 먹는 저녁이 관건인데, 새벽까지 근무를 하는 날에는 단백질과 섬유질 위주로 든든하게 저녁을 먹는 것이 좋다. 이렇게 하면 포만감 때문에 야식을 줄일 수 있다.

둘째, 어차피 야근 중에 야식을 먹는다면 12시쯤 미리 간단하게 야식을 챙겨 먹는 것이 좋다. 그리고 나서 새벽 2시 야식 타임에는 녹차나 허브차, 생수 등 간단한 음료를 마시며 대화에 적극 참여하면 고칼로리 야식의 유혹을 이겨 내기가 훨씬 쉬워진다.

12시에 혼자 갖는 야식 타임에는 미리 준비한 자신만의 야식을 먹는다. 칼로리는 낮고 섬유질은 풍부한 오이, 토마토, 당근 등 채소 위주의 야식을 미리 준비하는 것도 좋은 방법이다. 새벽까지 활동하기 때문에 2시쯤 야식을 먹는 게 그다지 큰 영향을 주지 않는 것 아니냐고 하겠지만 밤에는 몸의 신경계 자체가 에너지를 소모시키기보다는 저장하도록 하는 부교감 신경계가 활성화되기 때문에, 활동을 해도 에너지가 잘 소모되지 않는다.

야식을 먹고 수면을 취하기도 한다고 했는데 이는 가장 먼저 끊어야 하는 습관 중 하나다. 밤에 먹으면 일단 섭취한 칼로리가 그대로 축적되기 때문에 특히 복부의 내장 지방을 축적시키고, 잠자리 전의 밤참은 위와 식도의 괄약근이 열리면서 위 안의 음식이 식도로 역류해서 식도염을 유발할 수 있다. 따라서 야식 후 졸릴 때는 간단한 스트레칭을 하면서 졸음을 참는 것이 좋다.

셋째는 함께 생활하는 직원들에게 다이어트 사실을 당당하게 알리는 것이다. 실제로 고도 비만 환자 중 직장 생활을 하면서 다이어트 사실을 당당하게 알린 후 동료들의 도움으로 다이어트에 성공한 케이스가 있다.

다이어트는 본인의 의지만큼이나 주변 사람의 도움이 절실하므로 동료들에게 도움을 받는 것이 좋다.

후루루루룩 밀가루 마니아형

사례

어려서부터 밀가루 음식이라면 상한 음식도 모두 먹어치울 정도로 좋아한 황진라 씨. 빵, 과자, 도넛, 피자, 라면, 국수 등 그녀는 하루 중 한 끼는 꼭 밀가루 음식으로 해결한다.

싱글족인 진라 씨의 냉장고 안에는 케이크, 냉동 떡볶이, 빵, 소면, 즉석 우동 등 온갖 밀가루 음식들로 가득 차 있다. 거의 매일같이 라면을 끓여 먹던 진라 씨는 요즘 들어 비만해진 몸을 생각해 국수를 끓여 먹는다. 하지만 그것 역시 밀가루 음식이긴 마찬가지다.

그녀가 밀가루 음식을 좋아한 건 고등학교 시절부터였다. 0교시 수업 때문에 7시까지 등교를 하고 늦게까지 야간 자율 학습을 했던 학창 시절, 바쁜 등교 시간과 녹초가 되어 집으로 돌아온 뒤에 그녀가 즐겨 먹던 음식은 빵과 라면이었다.

학교를 졸업하고 직장에 들어갔을 때는 때아닌 도넛 열풍이 불었다. 도넛을 사려고 몇 미터씩 줄을 서는 광경을 목격하고 꼭 한번 먹어 봐야겠다는 생각을 했다. 그리고 그녀 역시 도넛에 중독되고 말았다. 지금도 거의 매일 기름진 도넛을 먹는다. 이 밖에도 과자와 빵, 우동, 떡볶이 등 각종 밀가루 음식을 골고루 먹는다.

이러다 보니 상대적으로 정상적인 한식 식단으로 밥을 먹을 때가 거의 없다. 어떤 날은 하루 종일 밀가루 음식으로 끼니를 해결하는 날도 있다. 오히려 밥 먹는 날은 손가락으로 꼽을 정도다.

밀가루 음식을 즐겼던 고등학교 때부터 몸무게가 꾸준히 늘어 지금은 60kg을 훌쩍 넘겼다. 문제는 비만뿐 아니라 소화 불량으로 인한 위염 증상까지 앓고 있다는 것이다. 밀가루 음식에 대한 다소 병적인 집착으로부터 벗어날 방법과 다이어트에 성공할 수 있는 방법은 무엇일까?

처방

면은 여러 가지 반찬과 같이 먹는 밥에 비해 대개 일품요리로 먹는 경우가 많은데다, 고도로 정제된 탄수화물로 이루어져 혈당치를 빨리 높이고 인슐린이 과다 분비되어 지방 축적이 잘된다. 또한 인슐린은 혈당을 빨리 떨어뜨려 공복감은 오히려 더 빨리 온다. 따라서 밀가루 음식을 섭취하는 경우 시간이 조금만 지나면 금방 배가 고프고, 결국 다른 음식을 더 섭취하게 된다.

황진라 씨는 연속적으로 섭취하는 다른 음식 역시 밀가루 음식이기 때문에 문제가 더 크다. 음식을 먹고 금방 허기지고 그러면 또 다시 음식을 먹고, 포만감이 들지 않아 다시 음식을 찾게 되는 악순환이 거듭되기 때문이다. 사실 밀가루 음식에 중독된 사람들은 밀가루 자체에 대한 맛보다 조리 과정에서 첨가되는 다른 것들의 자극적인 맛 때문에 찾게 되는 경우가 더 많다.

이럴 때는 밀가루 대신 다른 대체 식재료를 이용해 조리하는 것이 좋다. 호밀가루나 통밀가루 등 도정하지 않은 여러 잡곡가루를 이용해서 만든 빵을 먹거나 라면 대신 채소를 듬뿍 넣은 담백한 쌀국수, 곤약을 썰어 만든 곤약 콩국수 등 영양이 풍부한 식품으로 대체하는 것이 좋다. 특히 면류를 주식으로 먹는 경우 밥과는 달리 반찬을 골고루 먹지 않아 포만감을 주는 단백질이 크게 부족하고, 에너지 대사에 필요한 비타민이나 무기질도 거의 없기 때문에 다이어트 중에는 반드시 피하는 것이 좋다.

밥으로 먹는 한식 식단보다 밀가루 음식 섭취가 더 많은 것도 꼭 고쳐야 하는 잘못된 식습관이다. 일단 하루 세 끼를 한식 식단으로 든든히 챙겨 먹으면 포만감 때문에 밀가루 음식은 물론 다른 간식도 줄일 수 있다. 식사는 거르지 말고 시간을 지켜 먹도록 하고 간식으로 밀가루 음식을 소량 섭취하면서 차차 양을 줄여 나가는 것이 좋다. 밀가루 음식을 섭취할 때는 치즈나 우유를 함께 섭취해 인슐린 분비를 줄여 나간다.

쇼핑 리스트에서 밀가루 음식을 과감히 삭제하고, 냉장고 안에 밀가루 음식을 쌓아 두는 일이 없도록 한다. 시각적인 자극은 식욕을 가장 강하게 만들 뿐만 아니라 배가 고프지 않아도 습관적으로 먹게 만들기 때문이다. 꼭 먹고 싶다면 먹고 싶을 때마다 나가서 한번 먹을 양 만큼만 사다 먹는 습관을 들이면 섭취량을 확실히 줄일 수 있다. 눈에 보이면 먹고 싶고, 먹고 싶은 욕구를 참지 못하면 다이어트에 실패할 수밖에 없다.

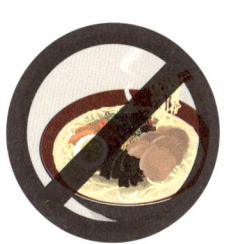

밀가루 음식 섭취를 **줄여야** 다이어트에 성공할 수 있다.

정크 푸드 마니아형

사례

대학생 이준범 씨는 각종 즉석식품과 탄산음료에 중독된 정크 푸드(열량은 높지만 영양가는 낮은 패스트푸드, 즉석식품의 총칭) 마니아다. 이준범 씨의 정크 푸드 사랑은 초등학교 시절로 거슬러 올라간다.

맞벌이를 하는 부모님이 주신 용돈으로 언제나 친구들과 함께 햄버거 집에 들러 세트 메뉴를 시켜 먹곤 했다. 그 시절 세상에서 가장 맛있는 음식은 단연 햄버거와 콜라, 감자튀김이었다. 900㎉가 훌쩍 넘는 세트 메뉴를 먹는 데 걸리는 시간은 고작 10분 내외. 하지만 한참 성장할 나이에 햄버거와 같은 정크 푸드는 고칼로리임에도 불구하고 한 끼 식사가 될 수 없었다. 그저 간식의 개념으로 먹는 것이었고 부모님이 집에 돌아오시면 또다시 함께 저녁을 먹었다.

이렇게 10여 년이 흘렀고 이준범 씨의 식생활은 조금도 달라지지 않았다. 학교 문제로 자취를 하는 지금도 여전히 햄버거가 세상에서 가장 맛있는 음식이고 패스트푸드점의 모든 음식을 사랑한다. 이 밖에도 라면이나 냉동식품 같은 간편 식품 역시 한 끼 식사를 간단하게 해결할 때 편리해서 자주 애용하고 있다.

학교 수업을 마치고 집으로 돌아오는 그의 손에 항상 들려 있는 것은 패스트푸드점의 음식들 아니면 과자, 냉동식품들이다. 하지만 그에게 있어 이러한 정크 푸드는 여전히 질리지 않는 음식들이다.

이런 생각이 조금씩 변하기 시작한 건 소개팅이나 미팅을 나갔을 때 상대편 여학생들의 공통된 반응을 알게 된 순간부터다. 너무 뚱뚱하다는 이유로 한 번도 이성과의 만남에 성공한 적이 없다. 그도 그럴 것이 이준범 씨는 175cm의 키에 94kg, 체지방률 40%에 육박하는 심각한 비만 환자다. 다이어트에 성공해서 연애도 해 보고 싶고 자신 있게 캠퍼스 생활도 하고 싶지만 어디서부터 어떻게 잘못된 식습관을 잡아 나갈지 고민이다.

처방

진료실을 찾는 비만 환자들이 살을 빼려는 이유 중 상당히 높은 비율을 차지하는 것은 다름 아닌, 이성에게 잘 보이고 싶다는 이유다. 그만큼 남녀를 불문하고 날씬한 사람이 호감의 대상이고 뚱뚱한 사람은 그야말로 비호감의 대상으로 자리 잡고 있는 게 현실이다. 물론 사람을 판단할 때 외모가 우선 되어서는 안 되지만 안타깝게도 현실은 그렇다. 이유를 막론하고 자신이 다이어트를 시작하게 된 원인이 그것이라면 어찌됐건 확실한 목표가 있기 때문에 다이어트에 더 유리할 수 있다.

정크 푸드가 해로운 이유는 무엇보다도 식품에 함유된 과량의 화학조미료와 지방 때문이다. 우리 몸은 적당한 양의 음식물을 섭취하면 포만감을 느낀다.

하지만 화학조미료에는 오히려 포만감이 지속되는 것을 방해하는 성분이 함유되어 칼로리는 높으면서도 공복감을 더 빨리 느끼게 된다. 게다가 정크 푸드는 대부분이 기름에 튀기고 볶는 것들로 그 자체가 비만을 유발할 수 있다. 또한 밥과 국이 있는 한식을 주로 먹는 우리나라의 식생활에서는 정크 푸드를 한 끼 식사로 인식하기보다 그저 뭔가를 먹고 싶을 때 간단하게 먹는 간식쯤으로 여기고 즐겨 먹기 때문에 그 열량은 더욱 위협적이라 할 수 있다.

실제 패스트 푸드점에서 햄버거와 감자튀김, 콜라 등의 탄산음료를 묶어 놓은 세트 메뉴를 먹으면 600~1,000$kcal$의 열량을 섭취하게 되는데, 이는 다이어트 중 한 끼 식사로 허용된 열량을 훨씬 초과하는 고칼로리 식품이다.

이준범 씨가 다이어트에 돌입하기 전 체크해야 할 사항은 각종 패스트푸드와 즉석식품의 무절제한 섭취량을 따져 보는 것이다. 푸드 다이어리를 작성, 하루에 먹는 모든 음식을 기입하는 것을 시작으로 패스트푸드, 즉석식품의 섭취를 최대한 줄여 나가야 한다. 우선 이러한 음식들의 섭취를 최대한 줄이고 점심, 저녁은 꼭 한식 위주로 먹는 습관을 기르는 것이 필요하다.

정크 푸드로 섭취하는 칼로리가 상당히 높기 때문에 식사량은 평소의 3분의 2 정도로 줄인다. 이때 어느 순간 갑자기 정크 푸드를 완전히 제한하려 한다면 얼마 지나지 않아 실패하게 될 것이다. 때문에 2~3개월에 걸쳐 식습관을 서서히 바꾸면서 정크 푸드를 제한하는 것이 좋다. 특별히 정크 푸드 섭취 요일을 정해 그날만 허용하거나 콜라, 햄버거, 감자튀김을 섭취한다면 메뉴 중 한 가지는 포기하고 저칼로리 식품이나 저인슐린 식품으로 대체하는 것이 좋다.

정크 푸드를 먹으면 <u>공복감을</u> 더 빨리 느끼게 된다.

배고프면 잠이 안 오는 잠자기 전 폭식형

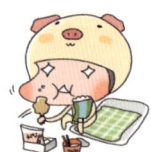

사례

대학생 강은원 씨는 최근 다이어트를 위해 저녁 6시 이후에는 아무것도 섭취하지 않는다. 다이어트에 성공하려면 규칙적인 수면이 우선 되어야 한다는 것도 알고 있다. 그래서 매일 11시쯤 잠자리에 든다. 그렇지만 결국 자리를 박차고 일어나 뭔가 하나씩은 먹고 누워야 잠이 온다.

어찌어찌해서 겨우 잠이 든 날은 꼭 새벽 2~3시경 잠에서 깬다. 그리고 배고픔을 참지 못해 냉장고를 뒤지거나 부스럭거리며 라면을 끓여 먹는다. 그렇게 먹고 나면 거짓말처럼 잠이 스르르 든다. 다음날 아침에 일어나 후회하고 다시는 먹지 않겠노라고 다짐하기를 반복한다. 그러나 밤이 되면 어김없이 배고픔에 잠을 설친다.

그녀는 다이어트를 시작한 이후로 더 살이 쪘다. 분명히 저녁도 일찍 먹었고 간식 양도 대폭 줄였다. 하지만 식욕은 언제나 잠자기 전에 최고조에 이른다. 식욕을 참지 못해 잠을 이루지 못하고 야식을 하게 되는데 문제는 참다 먹으면 폭식을 하기 쉽다는 것이다. 잠들지 않는 식욕, 어떻게 해야 할까?

처방

강은원 씨의 습관 중 눈에 띄게 잘못된 것이 두 가지 있다. 일단 취침 시간이 되면 어떻게 해서든 식욕을 참고 잠자리에 들긴 하지만 식욕 때문에 다시 일어나 먹게 된다는 것이 문제다.

우선 허기가 져서 잠들 수 없다면 수면을 유도하는 식품을 먹는다. 꼭 약물이 아니더라도 수면을 유도하는 식품들은 얼마든지 있다. 저녁때 상추나 양파 등 수면을 유도하는 식품을 먹고 잠자리에 들기 전 따뜻한 물로 가볍게 샤워를 즐긴다. 샤워 전후에 물을 한 컵씩 마시는 것도 잊지 않는다. 그래도 배가 고프다면 따뜻한 우유 반 잔을 마신다. 이렇게 하면 수면을 유도하는 어느 정도의 장치는 마련한 셈이다.

아무런 노력과 대책을 마련하지 않고 그저 누워서 먹고 싶은 맛있는 음식들을 떠올리며 '참아야지.'라고 생각만 하는 것은 자신에게 다이어트에 대한 스트레스만을 안겨 주는 격이다. 무조건 참는 것은 현명한 다이어트 방법이 아니다. 그렇다고 참지 못해 폭식을 하는 것은 더 큰 문제다. 폭식으로 이어지기 전에 식욕을 달래고 잠재워야 한다.

맛집 순례형

사례

1년 전부터 여자 친구와 달콤한 사랑에 빠진 29세 회사원 김지호 씨는 고민에 빠졌다. 평소 맛있는 음식점과 분위기 좋은 카페를 즐겨 찾는 이들 커플은 그야말로 주변의 모든 사람들이 인정하는 식도락가다. 처음 여자 친구를 만났을 때부터 김지호 씨는 인터넷과 주변 커플들에게 정보를 입수, 유명한 맛집을 찾아다니며 데이트를 즐겼다.

여자 친구와 식성도 딱 맞아 데이트 때마다 '오늘은 뭘 먹을까?'를 생각하는 것이 행복한 고민이다. 그러나 문제는 데이트 이후 김지호 씨의 불어난 몸무게. 날씬한 체형은 아니지만 그래도 175cm의 키에 76kg 정도의 정상 체중을 항상 유지했었다. 연애 1년이 지난 요즘 김지호 씨의 몸무게는 83kg으로 데이트 전에 비해 무려 7kg이나 증가했다.

고칼로리와 기름진 메뉴를 좋아하는 개인적인 취향도 문제지만 매번 데이트 때마다 1.5인분 이상의 식사를 한다는 것이 더 큰 문제였다. 푸짐하게 차려 먹는 것을 좋아하는 이들 커플은 고깃집에서 고기 2인분 외에 밥과 냉면, 만두 등을 함께 주문하는 식으로 항상 2인분이 넘는 음식을 주문한다. 맛있는 것은 즐기지만 입이 짧은 여자 친구는 아주 소량만 먹는다. 평소에도 음식 남기는 것을 싫어하는 김지호 씨는 여자 친구가 남긴 음식까지도 모두 처리하는 식이다.

1년이 지난 지금은 으레 당연한 일이 됐지만 이들 커플은 여전히 2인분이 넘는 음식을 주문한다.

문제는 여기서 끝나는 것이 아니다. 이들 커플은 사는 동네도 가까워 데이트를 못하는 날은 매일 밤 잠깐이라도 얼굴을 본다. 그런데 문제는 동네에 그들이 자주 가는 단골 맛집이 있다는 것. 11시나 12시쯤 잠깐 만나 이들이 항상 들르는 곳은 우동을 파는 포장마차다. 함께 우동을 한 그릇씩 먹고(물론 김지호 씨는 한 그릇 반을 먹는다) 집으로 돌아오면 내일 출근을 위해 바로 잠드는 것도 김지호 씨의 일과 중 하나다.

사랑하는 사람과 맛있는 음식을 먹는 게 큰 기쁨인 김지호 씨, 어떻게 하면 즐거운 데이트를 즐기면서 다이어트에 성공할 수 있을까?

처방

취미나 성격이 비슷한 사람을 만나는 건 인간관계에서 큰 행운이라 할 수 있다. 더군다나 식성까지 같은 사람을 만난다면 이보다 더 큰 행운이 어디 있겠는가. 하지만 이러한 행운이 비만의 원인이라면 분명 자신의 습관 어딘가가 잘못된 것이 분명하다. 충분히 먹을거리를 즐기면서 건강과 사랑, 날씬한 몸매를 다 가질 수 있는데도 말이다.

우선 음식의 주문 패턴부터 당장 바꿔야 한다. 음식점에 가면 메인이 되는 요리만 주문해서 섭취하고, 그래도 배가 고프다면 추가로 주문해서 먹는 것이 바람직하다. 추가로 주문해서 먹게 되면 자연스럽게 식사 시간이 길어지고 포만감을 느끼게 된다. 만약 먹는 도중 조금이라도 배부르다는 생각이 들면 먹는 것을 그만둬야 한다.

김지호 씨는 음식을 남기는 것이 싫어 여자 친구의 몫까지 모두 먹는 습관이 있는데, 이럴 때는 주문할 때 미리 섭취하는 양이 적은 여자 친구 음식은 양을 적게 해 달라고 부탁하는 것도 잊지 말아야 한다. 그리고 여자 친구가 남긴 음식을 절대 먹지 말아야 한다. 2개월 정도 꾸준히 습관을 들이는 게 중요하다.

메뉴 선택에서도 보다 신중을 기해야 한다. 꼭 고칼로리의 기름진 음식이 아니라도 담백하고 맛있는 음식은 얼마든지 있다. 고기를 먹고 싶다면 소스를 듬뿍 얹어 먹는 스테이크보다는 양념이 안 된 생고기의 살코기만을 구워 먹고, 참기름장 같은 소스는 생략한다. 고기를 먹기 전에 채소를 충분히 먹어 포만감을 느끼게 하는 것도 중요하다. 또한 늦은 시간에 우동과 같은 밀가루 음식을 섭취하고 집에 돌아와 바로 잠자리에 드는 것은 비만의 지름길이다.

당분간은 여자 친구의 도움이 절실히 필요하다. 밤에 만나 동네를 산책하고 차 한 잔 마시는 여유를 갖기 바란다. 대신 커피는 금해야 한다. 녹차나 둥글레차,

허브티 정도가 좋겠다. 늦게 만나 야식을 즐기는 생활 패턴을 바꾸고 새로운 취미 생활을 찾는 것도 좋다.

먹는 습관을 바꾸면 맛있는 음식을 먹으면서도 살을 뺄 수 있다.

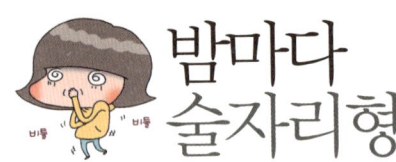

밤마다 술자리형

사례

1년 전 보험 컨설턴트로 이직한 30세 이상혁 씨. 그는 평소 누구보다 자신의 몸매와 건강 관리를 위해 노력해 온 이상적인 체격의 소유자였다. 하지만 1년 전 보험사로 이직하면서부터 그의 생활에 변화가 생기기 시작했다.

고객 유치와 고객 관리 차원에서 매일 밤 이어지는 술자리, 고객과의 술자리가 없는 날이면 회사의 회식이 있거나 친구들이나 선배를 만나기도 한다. 친구들이나 선배들을 만나는 것도 그에게는 일의 연장 선상에 있다고 할 수 있다. 대학 때부터 주당이라 불릴 만큼 술자리를 즐겨 온 이상혁 씨는 보험 일을 시작하면서부터 더욱 술자리가 잦아졌다.

그는 술자리에서 술을 거절하거나 마다하는 일이 없다. 저녁 겸 잡은 술자리에서 한 잔씩 마시다 보면 2~3차로 이어지게 된다. 덕분에 회사에서는 인정받아 행복하지만 그만큼 늘어난 뱃살 때문에 말 못할 고민을 안고 있다.

직업의 특성상 술자리를 마냥 피할 수도 없고, 이렇게 매일같이 이어지는 술자리에서 다이어트를 할 수도 없는 상황이다. 일에 지장이 없는 선에서 확실하게 다이어트 할 수 있는 방법은 없을까?

처방

술자리를 자주 갖는 사람이 다이어트에 성공할 확률은 극히 드물다. 더군다나 한 달에 몇 번이 아닌, 거의 매일매일 이어지는 술자리는 그야말로 심각한 상황이다.

우선 한두 달 동안만이라도 술자리는 무조건 줄인다. 그러다 보면 새로운 습관이 생기고 이후에 술자리가 생기더라도 과음, 과식을 막을 수 있다. 그렇다고 고객 관리에 지장을 주고 업무상 문제가 생기도록 하라는 것은 아니다. 꼭 술자리가 아니더라도 얼마든지 고객 관리를 할 수 있지 않은가. 매일같이 이어지는 술자리는 어쩌면, 술을 좋아하는 이상혁 씨의 의도가 아닌지를 먼저 생각해 보는 것이 가장 중요하겠다.

불필요한 술자리는 모두 취소하고 꼭 필요한 술자리라도 술을 즐기기보다는 술 한 잔 대신 물 한 컵으로 대체하면서 요령껏 마시고, 고칼로리의 안주보다 담백한 저칼로리의 안주를 선택해야 한다. 특히 가볍게 먹는 마른안주도 칼로리가 매우 높은 데다 많이 먹게 되므로 피하도록 하고, 많은 양의 술이나 음식보다는 많은 대화를 나누는 것이 필요하다.

사람을 대상으로 하는 영업직은 대부분 식사 시간이 매우 불규칙하다. 때문에 별도의 식사 시간이 정해져 있지 않고 그때그때 상황에 따라 햄버거나 자장면

같은 때우기식의 식사를 하는 경우가 많다. 또한 밥을 급하게 먹다 보니 소화 능력도 떨어지고 급격한 혈당의 상승으로 쉽게 비만에 노출된다.

우선 식사 메뉴 선택 방법부터 바꿔야 한다. 오래 씹어 먹을 수 있는 한식, 쌈밥류 등이 좋다.

두 번째는 천천히 먹는 습관을 가져야 한다. 길거리에서 혹은 다른 일을 하면서 먹을 때는 스스로 섭취량을 조절하지 못해 폭식할 수 있다. 온전히 먹는 행동에만 집중하고 밥을 먹는 시간이라도 나만의 시간으로 만들어야 한다.

세 번째는 대중교통을 이용한다. 운동을 위해서 별도의 시간을 낼 수 없다면 외근을 하면서 활동량을 늘려 부족한 운동량을 보충하고 칼로리를 소모한다.

나는야 올빼미족

사례

7년차 방송 작가 김은경 씨는 한때 다이어트와는 거리가 멀어 보이는 44사이즈의 주인공이었다. 하지만 그녀는 1년 전부터 고민이 생겼다. 아침 프로그램을 맡으면서 낮과 밤이 바뀐 생활을 3년째 계속하고 있다. 흔히들 아침 방송을 하게 되면 이른 새벽 출근해 방송이 끝나면 다음 날 있을 방송의 원고 작업을 하고 저녁 늦게 퇴근 할 것이라고 생각한다. 하지만 그녀의 일상은 예상을 완전히 빗나간 완벽한 '올빼미족'이었다.

오후 5시경 출근해 다음날 새벽까지 원고 작업을 마치고 아침에 방송 녹화가 끝나면 오전 10시 정도에 집에 들어와 취침과 휴식 시간을 갖는다. 그렇게 하루를 보내고 그 다음날 오후 5시경 다시 똑같은 생활이 반복된다. 결국 그녀는 오후부터 다음날 아침까지 밤샘하며 일을 한다. 그리고 녹화를 마치고 아침에 들어와 쉬는 날에는 하루 내내 잠을 자고 저녁 7시쯤 일어나 활동한다.

늦게 일어나고 새벽에 일을 하기 때문에 하루에 한두 끼를 챙겨 먹는 것도 힘들어 그녀는 거의 모든 끼니를 분식과 즉석식품으로 해결한다. 평소에 운동을 워낙 싫어해서 계단 한 층을 오르내리는 것도 힘들어 한다. 하루 운동량이 거의 없다고 할 수 있다. 고작 컴퓨터 앞에 앉아서 원고를 쓰고 녹화 때 1~2시간 서 있는 정도다.

늦게 일어나 식사를 거르고 출근하면 저녁에 그날의 첫 끼니를 가볍게 때우고 새벽 2~3시쯤 빵, 과자, 컵라면, 삼각 김밥 등의 간식거리들로 요기를 한다. 가끔 야식집에서 식사하기도 하고 근처 포장마차에서 우동이나 국수 등을 먹기도 하는 등 불규칙한 식습관을 가졌다. 방송이 끝나 오전 10시쯤 귀가한 그녀는 간단히 밥을 먹거나 혹은 먹지 않고 그냥 바로 잠자리에 들기도 한다.

3년여간 아침 방송을 하면서 이렇게 엉망으로 바뀐 식습관에 적응해 갈 즈음 그녀는 이미 11kg이나 늘어난 몸무게에 충격을 받았다. 3년 전 44사이즈의 몸매는 불가능 하더라도 하체 비만에서 벗어날 수 있는 방법은 없는 걸까?

처방

과거에는 낮에 활동하고 밤에 수면을 취하는 것이 당연했지만 사회가 변하면서 밤과 낮이 뒤바뀐 생활을 하는 사람도 많아졌다. 생활 리듬은 자신의 의지로 환경적 요인을 감안해 조절이 가능하지만 생체 리듬까지 모두 변화시킬 수는 없다.

잠들고 깨어나는 시간은 다이어트에서 중요하다. 밤낮이 바뀐 생활을 수년간 지속해 온 김은경 씨는 이미 생활의 리듬이 일반인과는 달라져 체내 호르몬 분비에도 혼란이 생겼다. 시간이 지날수록 신체는 더욱 다이어트를 하기 어려운 상황이 될 것이다. 보통 오후 3~4시쯤 기상하고 밤 9~10시가 되어서야 하루의 첫 끼니를 해결하고, 새벽 2~3시경에는 즉석식품 위주의 간식으로 끼니를 해결한다. 문제는 이것만이 아니다. 차라리 매일매일 그러한 생활 패턴이 반복된다면 식습관만 고치면 되지만 문제는 하루는 밤새 일을 하고, 다음 하루는 쉬는 날이기 때문에 늦게까지 모자란 잠을 보충한다는 것에 있다.

밤 근무를 하게 되면서 살이 쪘다는 경우는 김은경 씨가 아니더라도 현대인에게 많이 나타나는 비만 원인이다. 이것은 변화된 자신의 생체 리듬에 맞는 식사를 하지 못했기 때문이다.

이렇게 일반인들과 생활 패턴이 다른 사람들은 우선 자신에게 맞게 생체 리듬을 바꾸어 주는 것이 필요하다. 즉, 자신만의 완벽한 낮과 밤을 만들어야 한다. 아침 방송을 마치고 집으로 돌아와 낮에 잠들 때는 빛을 완벽히 차단해 밤과 같은 수면 조건을 만들어 주고 깨어 있는 시간 동안 아침, 점심, 저녁을 명확히 나눠 거기에 맞는 규칙적인 식습관을 기르도록 한다.

앉아서 원고를 쓰는 시간이 많고 운동량도 극히 적은데다 고칼로리, 즉석식품으로 야식까지 먹는다면 당연히 비만해질 수밖에 없다. 일을 하면서도 틈틈이 스트레칭하고 가만히 앉아 있는 시간(컴퓨터, TV 시청 등)을 줄이는 것도 중요하다. 거창한 운동 계획을 세우고 실천하지 못하는 것보다 될 수 있으면 생활 속에서 많이 움직이려고 노력하는 것이 더 효과적이다.

끼니 대신 군것질형

사례

한우리 씨는 하루에 한 끼밖에 먹지 않는데도 꾸준히 체중이 늘고 있다. 처음에는 왜 밥도 잘 챙겨 먹지 않는데 살이 찌는지 그 이유를 알 수 없었다.

밥 먹는 것을 싫어하는 한우리 씨의 주변 곳곳에는 군것질을 할 만한 간식들이 늘 쌓여 있다. 회사 책상은 물론, 집안 곳곳에 과자며 빵, 음료수, 사탕 등이 있다. 아침 7시에 일어나서 잠들기 전까지 그녀는 항상 군것질을 한다. 밥맛이 없을 때는 과자나 빵으로 끼니를 때우곤 한다. 그래서 굳이 끼니를 챙기지 않아도 허기지는 일이 거의 없었다. 그만큼 군것질의 양이 많다는 것이다.

따로 간식 시간을 정해 두지도 않았다. 그저 생각날 때마다, 입이 심심할 때마다, 배가 고플 때마다 언제나 군것질을 한다.

친구들을 만나면 식사보다는 커피 전문점에 들러 생크림을 가득 올린 커피와 머핀, 케이크를 먹는 일이 더 많고 길거리 포장마차에서 떡볶이와 튀김류를 찾는 일이 더 많다. 늦은 밤 집에 돌아오면 밥을 챙겨 먹기 귀찮아 또 다시 간식거리를 찾는다.

본인 스스로도 군것질 횟수가 많다는 것을 느끼지만 스스로 통제가 어려운 상황이다. 한동안 군것질을 참아 보기도 했지만 그때마다 실패했다. 자신도 모르게 과자를 찾아 먹고 있고, 초콜릿으로 끼니를 때우고 있다. 끼니를 거르고 군것질을 일삼는 그녀의 잘못된 식습관을 바로잡을 방법은 정말 없는 걸까?

처방

늘 시도 때도 없이 다양한 종류의 간식을 즐겨 먹는 한우리 씨는 우선 자신의 주변을 정리하는 것에서부터 다이어트를 시작해야 한다.

컴퓨터를 하는 동안 스낵 봉지를 옆에 두거나, 식사를 한 다음에 다시 단맛의 간식을 먹고, 친구들과의 모임에서도 음료와 쿠키나 케이크를 먹는 등 한우리 씨 주변에는 늘 간식거리가 있다. 우선 이것부터 고쳐 나가야 한다.

사람은 누구나 눈앞에 먹을 것이 보이면 먹고 싶은 마음이 생기게 마련이다. 그것을 금했을 때 먹고 싶다는 욕구는 더욱 치솟는다. 그 욕구를 참지 못하고 군것질을 반복하다 보면 식사를 거르는 것은 당연하다. 하지만 식사를 거른다고 해서 살이 빠지는 것은 절대 아니다. 우선 시도 때도 없이 군것질을 하는 습관부터 버리고, 균형 잡힌 세 끼 식사를 규칙적으로 섭취하도록 노력해야 한다. 그러기 위해서는 주변에 간식을 두지 않는 습관부터 길러야 한다.

당장 군것질거리들을 없애기 힘들다면 간식의 종류를 바꿔 보는 것도 좋다. 오이와 당근, 방울토마토 같은 채소 또는 곤약이나 강냉이와 같은 것을 간식처럼 먹으면 입이 심심하지 않으면서도 살이 찌지 않고 건강을 지킬 수 있다.

군것질을 많이 하면 당연히 식욕은 감소한다. 식사를 거르기 때문에 더 많은 군것질을 하게 되는 것이다. 한우리 씨가 하루에 섭취하는 군것질의 칼로리는 아마도 세 끼 식사를 합친 것보다 훨씬 더 많을 것이다. 그녀가 선호하는 길거리 음식, 커피, 쿠키, 케이크, 스낵 등은 탄수화물, 지방이 주 영양소다. 계속되는 군것질 습관은 영양상 균형이 깨져 비만은 물론 건강까지 해칠 수 있다.

정해진 시간에 세 끼 식사를 하도록 하고 쉽게 먹을 수 있는 군것질거리들은 눈에 띄지 않는 곳으로 옮기거나 칼로리는 낮으면서 포만감을 줄 수 있는 간식을 섭취하는 것이 중요하다. 아무 때나, 아무 이유 없이 군것질을 하기보다는 정해진 시간에, 다음 식사에 지장을 주지 않는 선에서, 포만감을 느낄 수 있을 정도로 섭취하는 것이 우선해야 한다.

스트레스성 폭식형

사례

회사 업무로 과도한 스트레스를 받는 6년차 직장인 김유진 씨. 직장에서 김유진 씨는 '까칠한 유진 씨'로 통한다. 그녀의 특징은 스트레스를 받으면 닥치는 대로 먹는다는 것.

한때는 스트레스를 받으면 소화가 힘들어 아무것도 입에 대지 못해서 저체중으로 고민할 정도로 마른 체형이었다. 비만과는 거리가 멀었던 그녀가 변하기 시작한 건 새로운 습관이 생기면서부터였다.

언제부턴가 스트레스가 쌓이면 사탕, 초콜릿, 시럽이 가득 든 커피, 도넛 등 단 음식을 정신없이 먹고 맵고 짠, 자극적인 음식을 폭식한 후 바로 잠자리에 들었다. 단 음식을 먹으면 기분이 좋아졌고, 배부를 정도로 먹고 나면 금방 잠이 오고, 잠을 자면 모든 스트레스로부터 해방되는 것 같았다.

그로부터 3년 후, 그녀는 과도한 비만 특히 복부 비만에 시달리고 있다. 체중이 늘어나니 딱 맞던 옷들도 작아지고, 피부도 눈에 띄게 거칠어졌다. 오랜만에 만나는 사람들마다 왜 이렇게 살이 쪘냐며 첫인사를 건낸다.

그녀에게는 삶이 스트레스다. 회사에서는 업무로 인한 스트레스, 늘어난 체중 때문에 생겨난 대인 관계 스트레스, 살을 빼야한다는 스트레스 등 다양한 스트레스에 시달린다. 그럴 때마다 어김없이 이어지는 것은 음식에 대한 집착이다.

과도한 복부 비만과 스트레스, 거기에 심각한 우울증까지 앓는 김유진 씨가 비만으로 인한 스트레스만이라도 해결할 수 있는 방법은 무엇일까?

처방

김유진 씨는 기분에 좌우되는 비만형으로 스트레스 상태가 계속되면서 우울증, 잘못된 식습관, 원활하지 못한 신진대사 등 많은 부작용을 동시에 안고 있다. 그 중 스트레스로 인해 음식을 폭식하는 버릇은 매우 위험하다.

오랜 시간 먹지 않다가 스트레스를 받았을 때 갑자기 많이 먹으면 상대적으로 탈수 현상에 놓였던 몸 속에 염분과 수분의 재흡수 현상이 생겨 몸무게가 갑자기 증가하게 된다. 이러한 이유로 업무 때문에 과도하게 스트레스를 받는 사람, 비만으로 인해 생긴 대인 관계 스트레스에 시달리는 사람, 사소한 일에도 짜증을 내고 걱정이 많은 사람은 복부비만으로 이어지기 쉽다.

스트레스를 받으면 부신 피질 호르몬 분비가 증가해 복부 비만을 유발한다. 또한 스트레스를 받아 부신 피질에서 분비되는 아드레날린 호르몬 분비가 증가하면 혈압이 오르거나 숨이 가빠지는 증상이 나타난다.

인간의 뇌 세포와 신경 세포는 혈당을 에너지원으로 쓰기 때문에 과도한 스트레스를 받으면 뇌의 에너지가 소모되고, 에너지를 보충하기 위해 탄수화물을 필요로 하는 것이다. 탄수화물, 즉 당분을 섭취하면 세로토닌이라는 신경 전달 물질이 분비된다. 세로토닌은 사람의 기분을 좋게 해 주는데 김유진 씨처럼 스트레스를 받는다고 당분을 과다 섭취하면 세로토닌이 과다 분비된다. 잠시 기분이 좋아지기 때문에 끊임없이 당분을 섭취하게 되고 이렇게 되면 오히려 우울증은 더 심해진다.

또한 스트레스를 받으면 칼슘과 마그네슘, 아연 등이 소변을 통해 몸 밖으로 배출되고 비타민 C가 소모돼 노화가 촉진된다. 따라서 스트레스를 해소하기 위해서는 우선 폭식하는 습관을 버려야 한다. 스트레스로 인해 폭식하던 습관은 결과적으로 더 큰 스트레스를 만든다는 것을 명심해야 한다.

세 끼 식사를 규칙적으로 하되 당이 높은 단 음식이나 탄수화물 등의 식품보다는 비타민 C가 많은 채소나 과일을 비롯해 안정 효과가 있는 칼슘, 근육을 활성화시키는 단백질 등을 섭취하는 것이 좋다.

등 푸른 생선이나 호두, 땅콩 등의 견과류를 즐겨 먹는 것이 좋은데, 칼로리는 높지만 적당히 먹으면 그만큼 포만감을 지속시켜주기 때문에 스트레스와 불필요한 간식을 줄이는 데는 효과적이다. 생활이 힘들 정도의 감당하기 어려운 스트레스는 항우울제 등의 약물 치료가 효과적일 수 있다.

밥보다는 고기! 육식형

사례

28세 학원 강사 김영재 씨는 밥보다는 고기를 더 좋아하는, 그야말로 '고기 킬러'다. 보통 일주일에 서너 번은 삼겹살이나 갈비 등 숯불에 구워 먹는 고기를 먹고 이런 고기를 먹지 않는 날은 제육볶음이나 돈가스, 스테이크 등 고기가 주가 되는 요리를 먹는다. 결국 김영재 씨는 일주일 내내 하루도 빼놓지 않고 고기를 먹는다.

문제는 고기를 먹을 때는 정말 아무것도 먹지 않고 오로지 고기만 먹는다는 것이다. 더욱이 그는 직업 특성상 밤 10시가 넘어서야 저녁을 먹을 수 있다. 보통 12시가 넘어 집에 들어오면 간단한 휴식을 취하고 다음 날 수업 준비를 한 뒤 보통 3시쯤 잠을 청한다.

늦은 저녁밥이 살이 찌는 원인인 것 같아 규칙적인 생활 패턴을 유지하려고 노력하고 있다. 남들과는 다르지만 그래도 나름대로 아침 11시, 점심 4시, 저녁은 10시로 정해 놓고, 식사 시간을 지켜서 먹으려고 노력한다.

그럼에도 불구하고 김영재 씨는 최근 몇 개월 사이에 체중이 7kg이나 늘었다. 예전보다 몸이 무거워서 그런지 쉽게 피로하고 지치기도 하고 가끔 빈혈 증세에 시달리기도 한다.

자꾸만 늘어나는 체중으로 고민할 때, 고기 섭취를 늘리고 탄수화물의 섭취를 줄인 황제 다이어트를 하면 체중을 감량할 수 있다는 얘기를 듣고 자신에게 딱 맞는 다이어트 방법이라 생각했다. 곧 실행에 옮겼고 2주 만에 무려 4kg이나 감량했다. 그러나 한 달도 못가 다시 7kg이 증가하는 요요 현상을 겪었다.

지금도 밥보다 고기가 좋다는 김영재 씨. 잘못된 식습관 때문에 살이 찌고 있음은 분명하지만 정확한 원인을 알고 싶어한다.

처방

김영재 씨는 두 가지 큰 문제점을 갖고 있다. 첫 번째 문제점은 그의 식습관을 살펴보면 탄수화물, 지방, 칼슘, 비타민 등의 균형 잡힌 영양 섭취보다 단백질 섭취가 월등히 높다는 것을 알 수 있다. 탄수화물의 섭취를 줄이면 에너지로 쓰이고 남는 포도당이 지방으로 전환되는 것을 막을 수는 있지만 탄수화물을 과도하게 줄이면 소변량이 증가해 체내 수분이 급격히 줄어들게 된다. 또한 당질이 낮은 식단을 장기간 이어갈 경우 저혈압이나 피로감을 유발할 수도 있다.

황제 다이어트의 결과 4kg을 감량할 수 있었지만 2주 동안 빠지는 체중의 대부분은 체지방이 감소한 것이 아니고 수분이 빠져나간 것이라고 보는 게 정확하다. 그래서 4kg을 빼고 7kg이 찌는 요요 현상을 겪은 것이다.

고기를 먹으면 단백질 섭취를 늘릴 수 있지만 포화지방산이나 콜레스테롤도 다량 섭취하게 된다. 이 경우 동맥 경화나 고지혈증 등의 질병을 유발할 수도 있다. 고기를 섭취할 때는 채소를 충분히 섭취해서 고기의 양도 줄이고, 영양의 균형도 맞춰야 한다. 기름기가 되도록 적은 부위를 선택하거나 살코기 위주로 먹도록 한다. 특히 수분과 비타민, 섬유질 섭취에 신경 쓰도록 한다.

두 번째는 나름대로 자신의 생활 패턴에 맞춘 규칙적인 식습관을 가졌지만 그것 역시 바람직하다고는 볼 수 없다. 수면 시간을 조금만 앞당기고 거기에 맞춰 아침, 점심, 저녁 식사 시간도 앞당기는 것이 좋다. 저녁을 늦게 먹고 늦게 자는 것보다 조금 일찍 먹고 일찍 잠드는 것이 다이어트에 훨씬 도움이 된다는 것을 참고해 생활 패턴을 조절해 나가는 것이 좋다.

가장 적절한 다이어트 방법은 식사량과 지방질 섭취를 줄이고 잘못된 식사 습관을 고치려고 노력하는 것이다. 영양소를 극단적으로 제한하기보다는 골고루 섭취하면서 양을 줄이는 것이 훨씬 바람직하다.

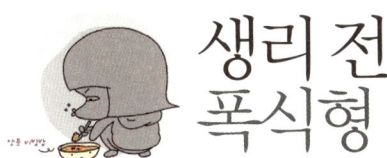

생리 전 폭식형

사례

두 아이의 엄마인 김미숙 씨는 결혼 전부터 한 달에 며칠 동안 폭식하는 습관이 생겼다. 기간도 거의 일정하게 생리 시작 3~4일 전부터 집중적으로 폭식하기 시작한다. 폭식을 하면 어김없이 그로부터 며칠 후에는 생리를 시작하곤 한다.

생리 때가 되면 피로감과 함께 기분이 가라앉는 듯한 느낌이 들고 사소한 일에도 짜증이 많아진다. 김미숙 씨는 심리적으로 불안하고 예민한 상태가 지속될 때마다 폭식을 일삼는다. 분명 식사한 지 30분도 지나지 않았는데 배가 고파 초콜릿이나 과자를 찾는다. 식사량 역시 보통 때의 두 배가 훨씬 넘는다.

이 기간이 되면 김미숙 씨는 외출도 삼간다. 집에서 그저 TV를 보면서 먹고, 자고 일어나서 또 먹고, 잠들기 전까지 계속 먹는다. 때문에 생리가 끝날 무렵, 몸무게는 기본 1~2kg이 늘어 있다. 가끔 살이 쪘다가도 생리가 끝나면 원래 상태로 돌아가 있기도 하지만 다음 달이 되면 어김없이 폭식을 반복한다.

우울한 기분 때문에 자꾸 먹게 된다는 것을 알지만 식욕을 가라앉히기 힘들다. 이런 식으로 몇 해가 지나면 심각한 비만이 될 것 같다. 그 생각을 하면 더 불안하고 우울해진다. 어떻게 하면 생리 전 폭식을 막을 수 있을까?

처방

생리 전 또는 생리 기간에 몸이 무거워지고 잘 붓는 것은 수분을 모으는 황체 호르몬의 영향 때문이다. 배란 이후 분비량이 증가하는 황체호르몬은 체내에 지방이 축적되도록 해 아랫배와 엉덩이, 허벅지 등에 살이 찌도록 만든다. 체온도 높아지고 지방 세포가 활발하게 활동하는 이 시기는 몸에 여러 가지를 저장, 축적하는 때이다. 이런 상황에 폭식까지 이어진다면 체중이 늘어나는 것은 시간 문제이다.

생리 전에는 심리적으로 불안하고 호르몬 균형도 잃기 쉬운데 이때 운동이나 무리한 다이어트를 하면 오히려 신체 리듬이 망가지기 쉽다. 우선 심신의 안정을 취하고 나른하고 무기력한 신체에 활력을 줄 수 있는 가벼운 산책을 하는 것이 좋다.

생리 전 폭식을 극복하려면 우선 과자, 빵, 달콤한 음식 등에 대한 유혹을 떨쳐 버려야 한다. 설탕이 많이 든 과자나 빵, 초콜릿 대신 과일을 먹고 과자를 먹더라도 먹을 만큼만 그릇에 덜어 먹는 습관을 기르는 것이 폭식을 막을 수 있는 방법이다. 생리 전에는 잘 붓기 때문에 염분이 많은 짠 음식은 삼가는 것이 좋다.

한 달에 한 번씩 우울하거나 기분이 처진다고 집에서 TV만 보고 폭식을 일삼게 되면 돌아오는 것은 늘어난 뱃살과 허벅지 밖에 없다. 이런 악순환이 매달 계속되는 것을 막으려면 어떻게 해서든 상쾌한 기분을 갖도록 노력하는 것이 필요하다. 충분한 수면과 간단한 스트레칭, 소량의 식사 등 생활 속에서 기분을 바꾸고 활력을 주는 요소를 찾아야 한다.

중요한 것은 규칙적인 생활이다. 특히 아침 기상 시간을 준수해 신체 리듬을 유지하도록 노력해야 한다. 소금, 카페인, 알코올, 초콜릿을 줄이고 칼슘, 비타민, 탄수화물이 포함된 음식을 소량씩 자주 섭취하는 것이 좋다.

저녁 다이어트

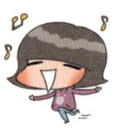